文章を書くのが**好**きになる

空想
作文ドリル

対象 小学3〜6年生

Gakken

空想作文ドリル の特長と使い方

想像してみよう！

　イラストから想像をふくらませて、下線部や空らんに文章や絵をかきこんでいこう。自由に楽しんで取り組むことが上達の秘けつだ。

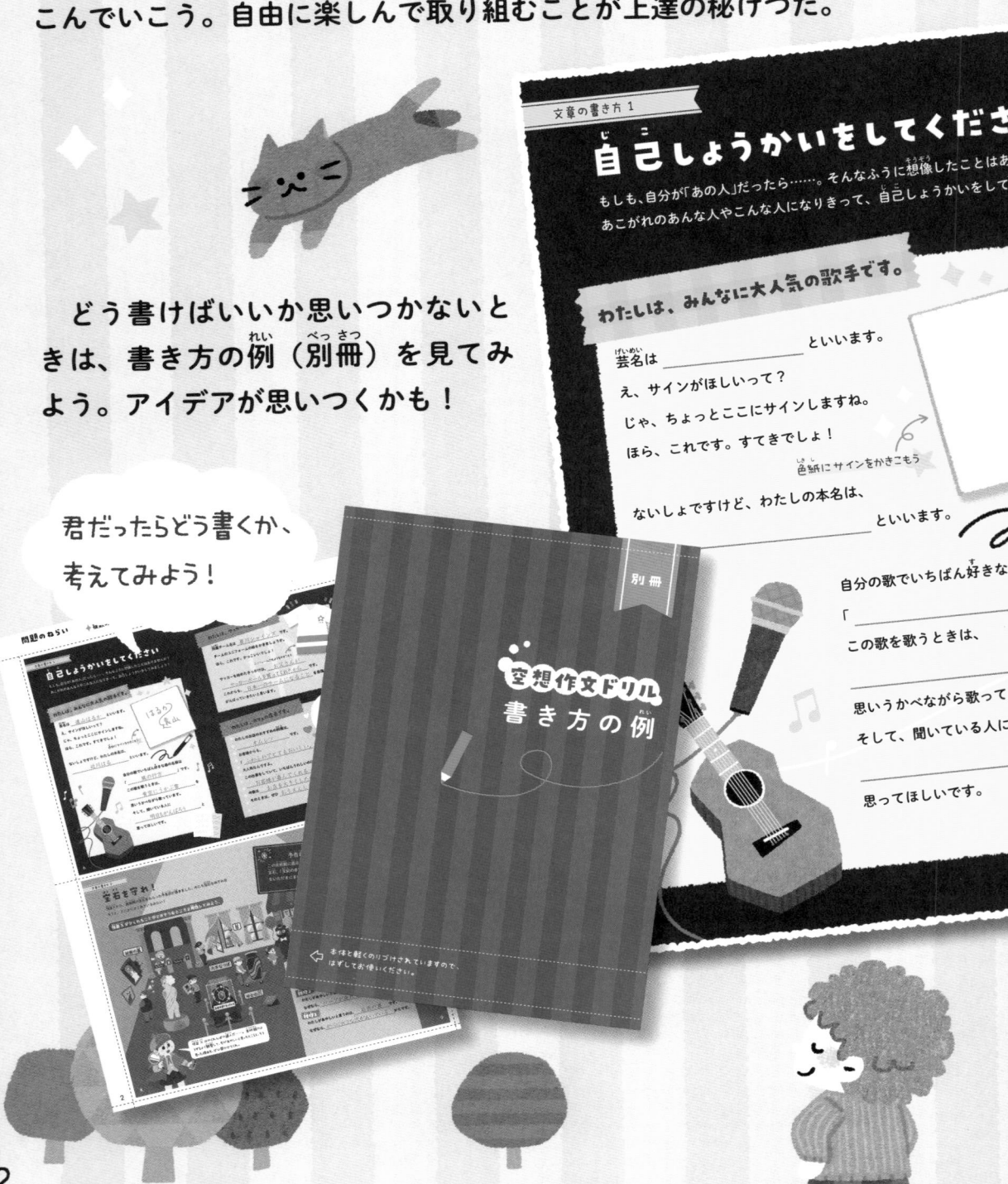

　どう書けばいいか思いつかないときは、書き方の例（別冊）を見てみよう。アイデアが思いつくかも！

君だったらどう書くか、考えてみよう！

文章の書き方 1

自己しょうかいをしてくださ

もしも、自分が「あの人」だったら……。そんなふうに想像したことはあ
あこがれのあんな人やこんな人になりきって、自己しょうかいをしてみ

わたしは、みんなに大人気の歌手です。

芸名は _____ といいます。

え、サインがほしいって？
じゃ、ちょっとここにサインしますね。
ほら、これです。すてきでしょ！

色紙にサインをかきこもう

ないしょですけど、わたしの本名は、

_____ といいます。

別冊

自分の歌でいちばん好きな曲

「_____
この歌を歌うときは、

思いうかべながら歌ってし

そして、聞いている人に

思ってほしいです。

空想作文ドリル
書き方の例

2

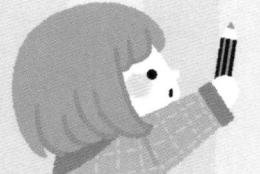

書き終わったら…

できあがった文章はすべて、あなたの作品！ おうちの人や友だちに見せて、感想をもらってみよう。

わたしは、サッカーの選手です。

所属チーム名は ＿＿＿＿＿＿＿＿＿＿＿＿ です。

チームのユニフォームの絵をかきましょうか。

ほら、これです。かっこいいでしょ！

ユニフォームにもようをかきこもう

サッカーを始めたきっかけは、＿＿＿＿＿＿＿＿ です。

＿＿＿＿＿＿＿＿＿＿＿＿＿＿＿ を目指して、

これからも、＿＿＿＿＿＿＿＿＿＿＿＿＿＿

がんばっていきたいと思います。

わたしは、カフェの店長です。

わたしのお店のおすすめの料理は、

＿＿＿＿＿＿＿＿＿＿＿＿＿ です。

お客様からも、

「＿＿＿＿＿＿＿＿＿＿＿＿＿」と

大人気なんですよ。

お皿に料理をかきこもう

この仕事をしていて、いちばんうれしいのは、

＿＿＿＿＿＿＿＿＿＿＿＿＿＿＿＿＿ ときです。

＿＿＿＿＿＿＿＿＿＿＿＿＿＿＿ と考えています。

今後は ＿＿＿＿＿＿＿＿＿＿＿＿＿＿

そのときは、ぜひ ＿＿＿＿＿＿＿＿ くださいね！

7

◆ おうちの方へ

本書には〇や×はありません。ぜひお子さまのユニークな発想や表現を楽しみながら、応援してあげてください。なお、お子さまといっしょに取り組む場合は、書き方の例（別冊）に記載された「問題のねらい」を意識して指導にお役立てください。

もくじ

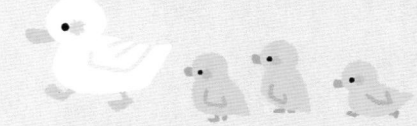

◆ 小学校で学ぶいろいろな文章

自己しょうかいをしてください

もしも、自分が「あの人」だったら……。そんなふうに想像したことはありませんか？
あこがれのあんな人やこんな人になりきって、自己しょうかいをしてみましょう！

わたしは、みんなに大人気の歌手です。

芸名は＿＿＿＿＿＿＿＿＿＿＿ といいます。

え、サインがほしいって？

じゃ、ちょっとここにサインしますね。

ほら、これです。すてきでしょ！

色紙にサインをかきこもう

ないしょですけど、わたしの本名は、

＿＿＿＿＿＿＿＿＿＿＿＿＿ といいます。

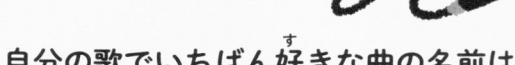

自分の歌でいちばん好きな曲の名前は

「＿＿＿＿＿＿＿＿＿＿＿」です。

この歌を歌うときは、

＿＿＿＿＿＿＿＿＿＿＿＿＿＿＿を

思いうかべながら歌っています。

そして、聞いている人に

＿＿＿＿＿＿＿＿＿＿＿＿＿＿＿と

思ってほしいです。

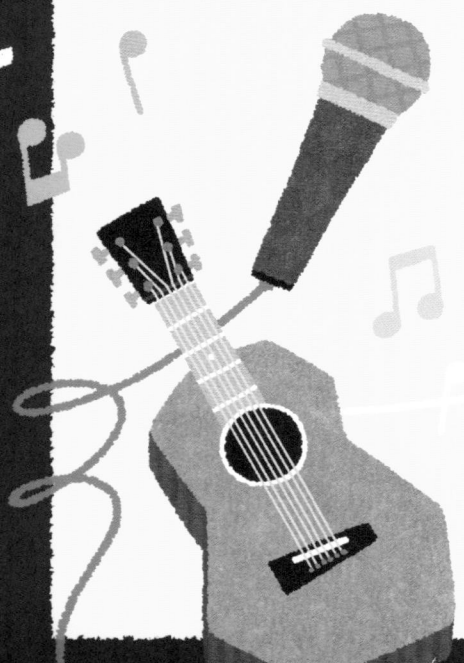

わたしは、サッカーの選手です。

所属チーム名は ＿＿＿＿＿＿＿＿＿＿＿ です。

チームのユニフォームの絵をかきましょうか。

ほら、これです。かっこいいでしょ！

ユニフォームにもようをかきこもう

サッカーを始めたきっかけは、＿＿＿＿＿＿＿＿＿＿＿

＿＿＿＿＿＿＿＿＿＿＿＿＿＿＿＿＿＿＿ です。

これからも、＿＿＿＿＿＿＿＿＿＿＿＿＿＿ を目指して、

がんばっていきたいと思います。

わたしは、カフェの店長です。

わたしのお店のおすすめの料理は、

＿＿＿＿＿＿＿＿＿＿＿＿＿＿＿ です。

お客様からも、

「＿＿＿＿＿＿＿＿＿＿＿＿＿＿＿＿＿」と

大人気なんですよ。

お皿に料理をかきこもう

この仕事をしていて、いちばんうれしいのは、

＿＿＿＿＿＿＿＿＿＿＿＿＿＿＿＿＿＿＿＿ ときです。

今後は＿＿＿＿＿＿＿＿＿＿＿＿＿ と考えています。

そのときは、ぜひ ＿＿＿＿＿＿＿ くださいね！

7

宝石を守れ！

怪盗X（かいとうエックス）から、美術館（びじゅつかん）の宝石（ほうせき）をねらった予告状（よこくじょう）が届（とど）きました。今にも宝石（ほうせき）をぬすみ出そうと、どこかにかくれているみたい！

怪盗X（かいとうエックス）がかくれることができそうなところを推理（すいり）してみよう。

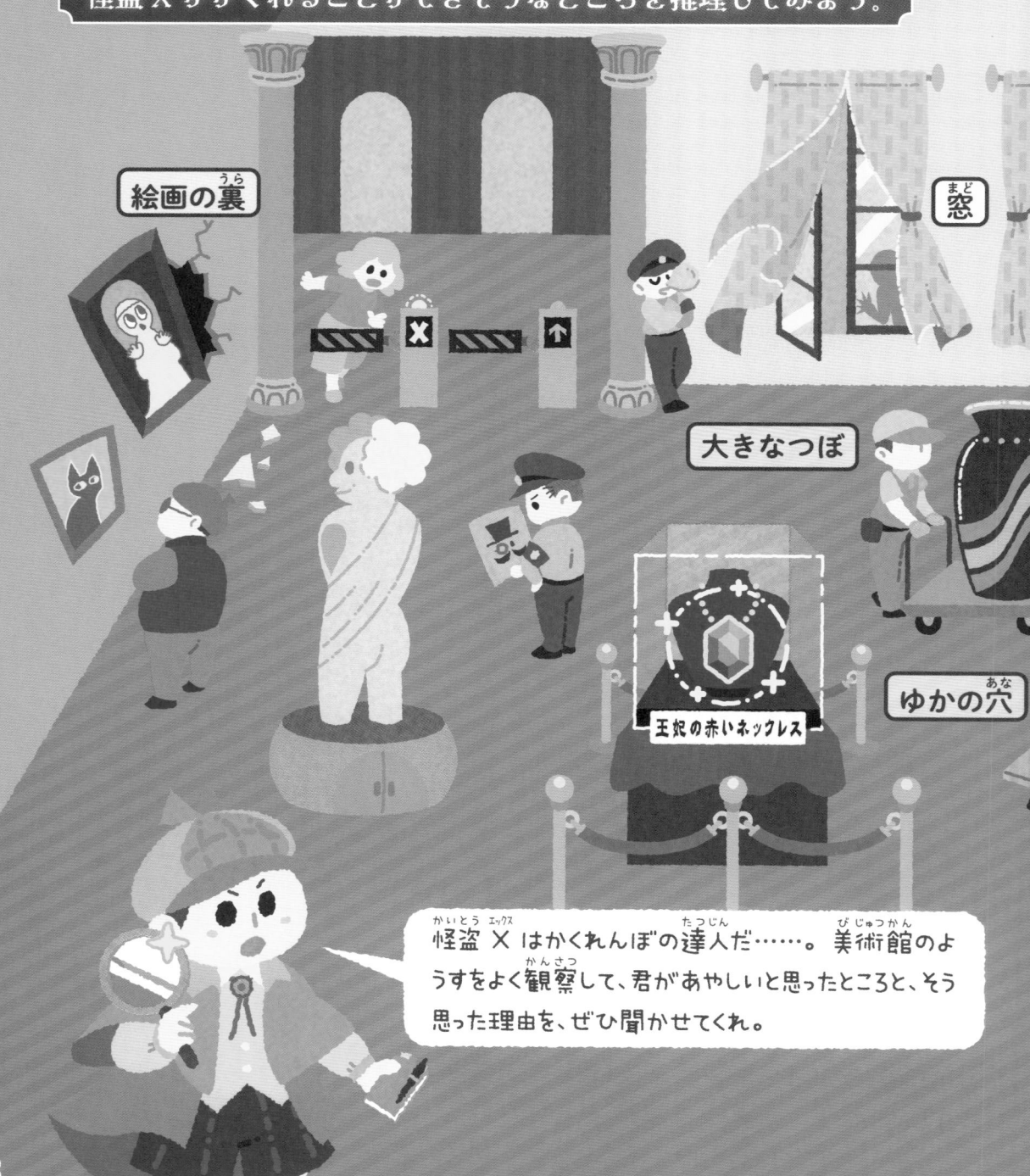

絵画の裏（えがのうら）

窓（まど）

大きなつぼ

王妃の赤いネックレス

ゆかの穴（あな）

怪盗X（かいとうエックス）はかくれんぼの達人（たつじん）だ……。美術館（びじゅつかん）のようすをよく観察（かんさつ）して、君があやしいと思ったところと、そう思った理由を、ぜひ聞かせてくれ。

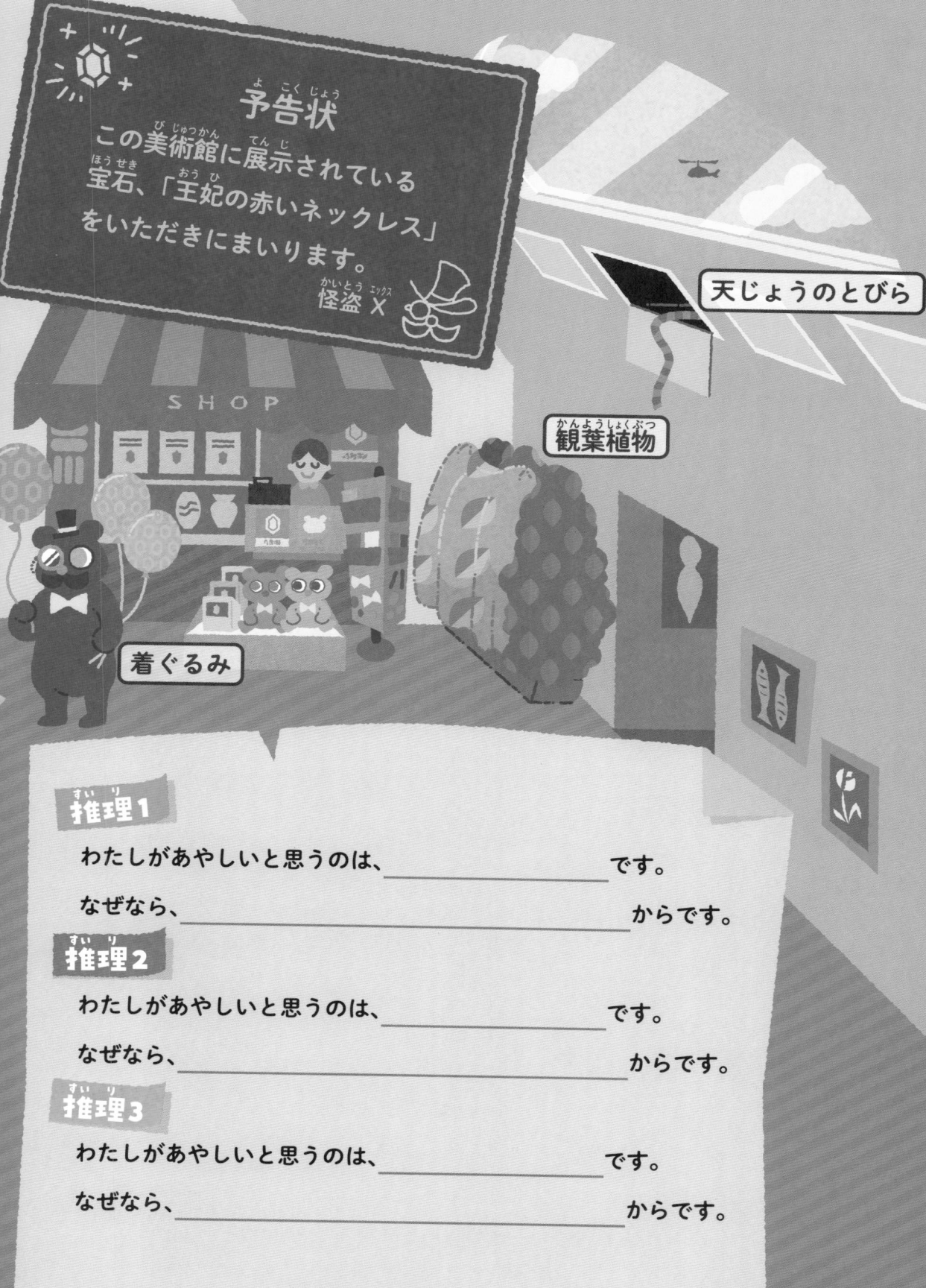

予告状

この美術館に展示されている
宝石、「王妃の赤いネックレス」
をいただきにまいります。

怪盗 X

天じょうのとびら

観葉植物

SHOP

着ぐるみ

推理1

わたしがあやしいと思うのは、＿＿＿＿＿＿＿＿＿＿です。

なぜなら、＿＿＿＿＿＿＿＿＿＿＿＿＿＿＿＿からです。

推理2

わたしがあやしいと思うのは、＿＿＿＿＿＿＿＿＿＿です。

なぜなら、＿＿＿＿＿＿＿＿＿＿＿＿＿＿＿＿からです。

推理3

わたしがあやしいと思うのは、＿＿＿＿＿＿＿＿＿＿です。

なぜなら、＿＿＿＿＿＿＿＿＿＿＿＿＿＿＿＿からです。

さあ、たいへん。どうしよう！

とあるパン屋さんで、見習い修業中（しゅぎょうちゅう）のポルトさん。今日は店長さんがお出かけなので、ひとりで店番をしています。でも、あっちもこっちも手がまわりません！

どんなことが起きているか伝（つた）えてみよう。

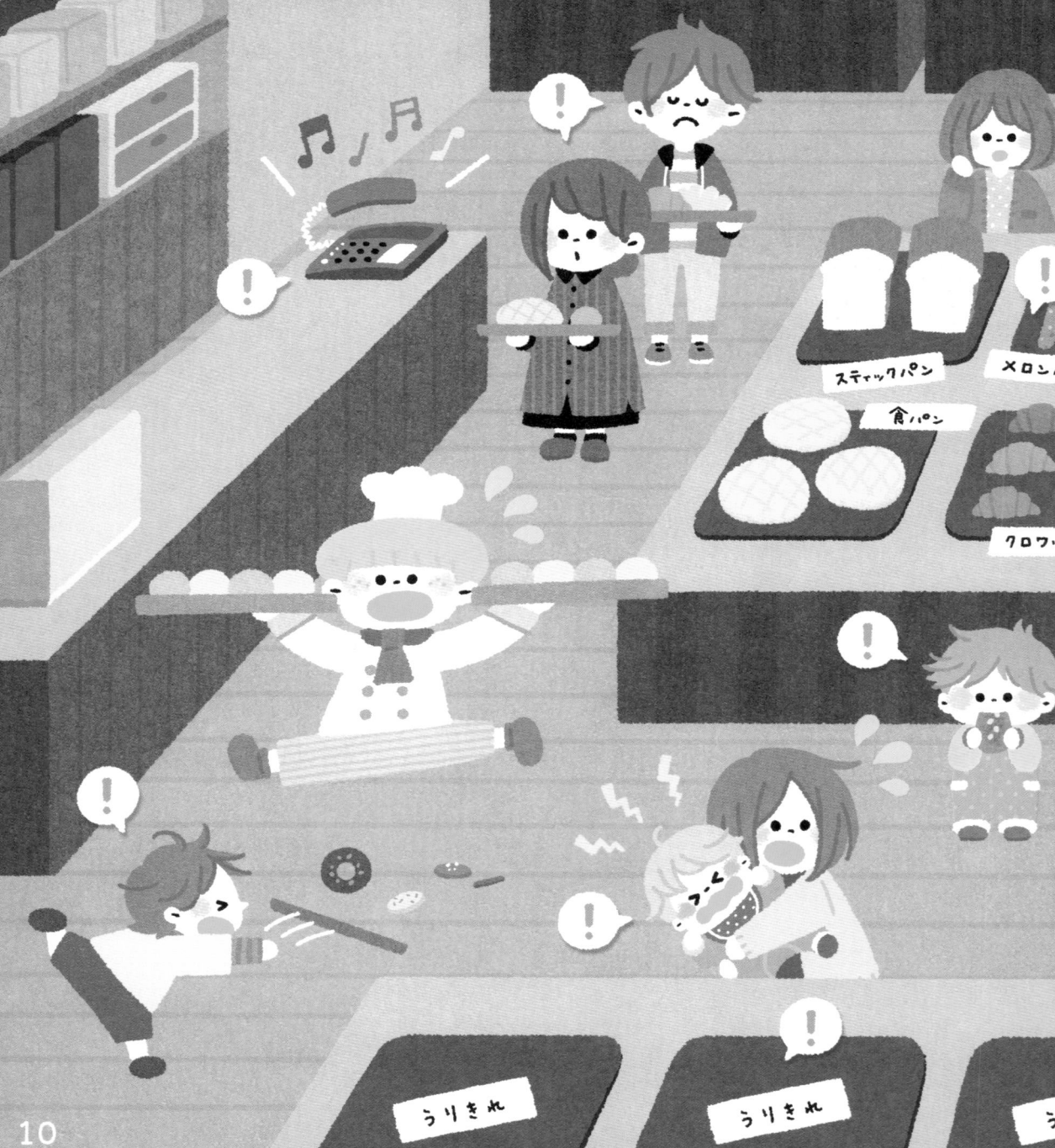

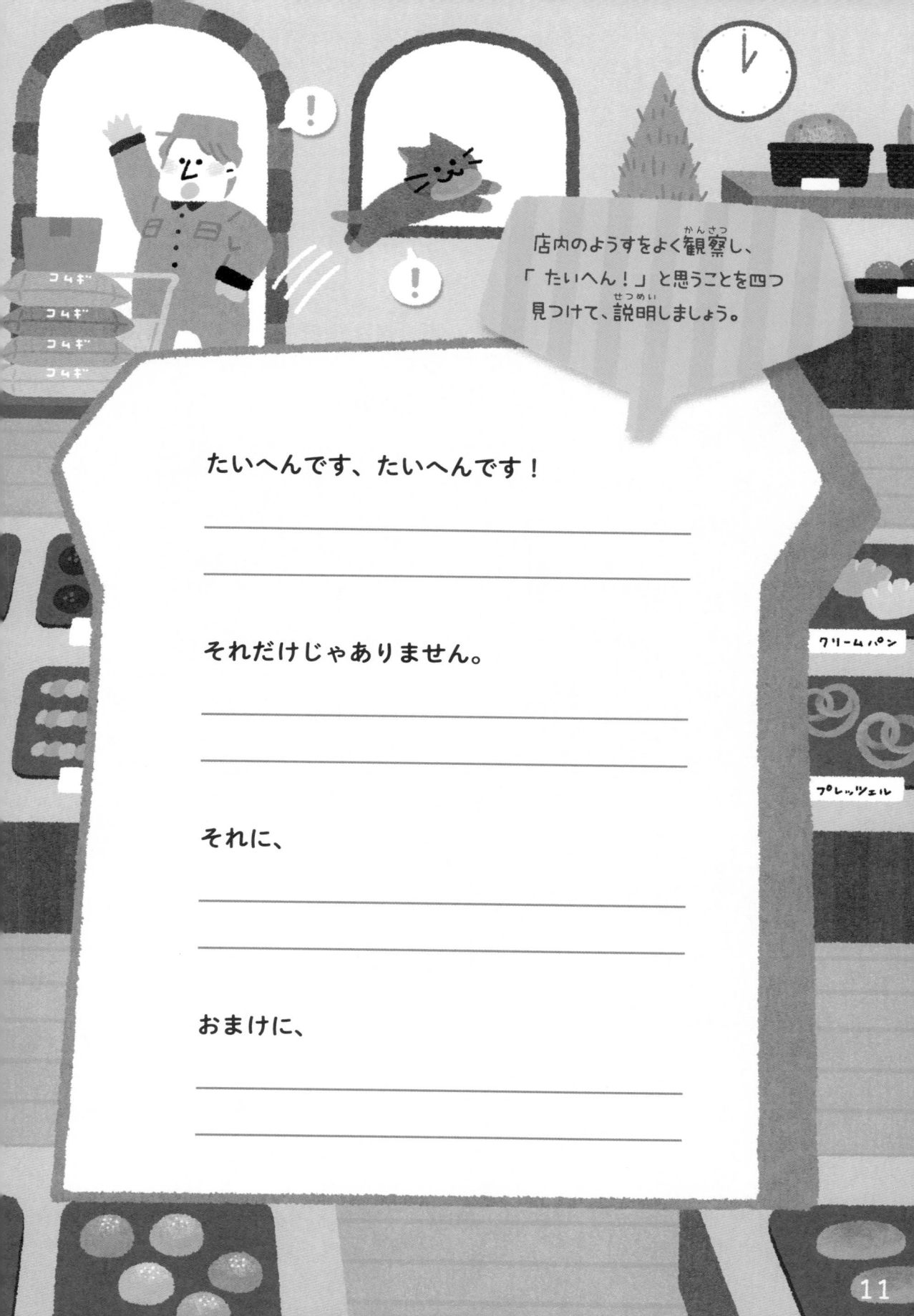

店内のようすをよく観察し、「たいへん!」と思うことを四つ見つけて、説明しましょう。

たいへんです、たいへんです!

_____

_____

それだけじゃありません。

_____

_____

それに、

_____

_____

おまけに、

_____

_____

クリームパン

プレッツェル

なにがあって、どうなった？

ある日のできごとをとった写真を、うっかり落としてしまいました。急いで拾い集めましたが、写真の順番がわかりません。いったいどんなできごとだったのでしょう。

できごとの順番を考えて◯に番号を書きこみ、お話にしてみよう。

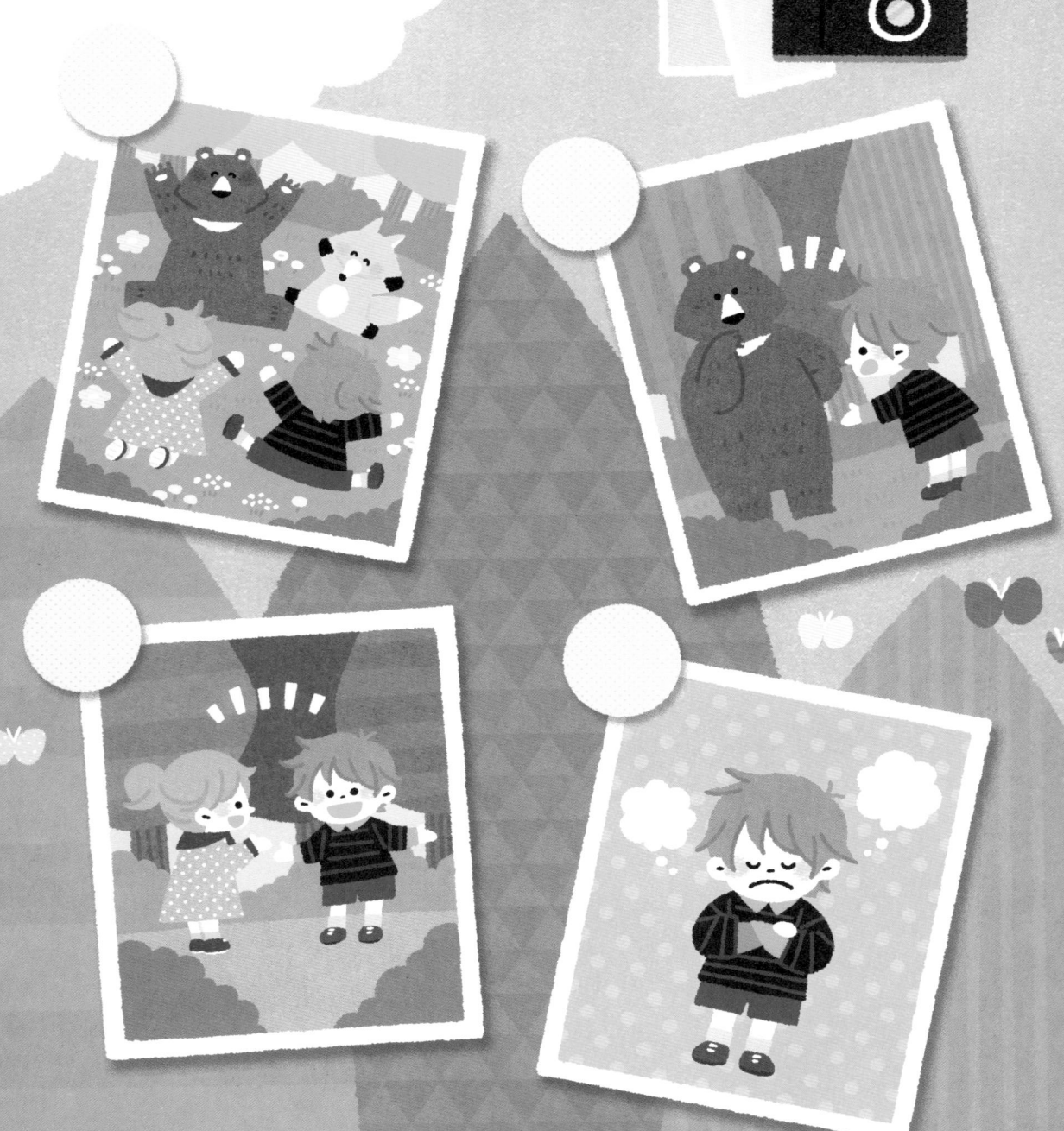

できごとの流れを想像しながら書くと、お話ができあがります。つなぎ言葉を使って、文章をつなげましょう。

□ につなぎ言葉を入れよう。

すると	そうしたら	だから
でも	ようやく	そこで
ところが	しだいに	最後に

1 ある日
_____
_____

2
_____
_____

3
_____
_____

4
_____
_____

どんな気持ち？

シンくんは、なんでも知りたがりな男の子。あちこちのぞいては、その人やその動物がどんな気持ちかを想像します。今日も、学校の帰りにいろいろなものに出会いました。

人や動物がどんな気持ちかを想像して、ひとことを書こう。

◆ かわいいな。
◆ ちょっとこわいな。
◆ やわらかいな。
◆ ＿＿＿＿＿＿＿＿＿＿＿

◆ うれしいな。
◆ 照れるな。
◆ きんちょうするな。
◆ ＿＿＿＿＿＿＿＿＿＿＿

◆ 見晴らしがいいな。
◆ 高く登りすぎたかも。
◆ ＿＿＿＿＿＿＿＿＿＿＿
◆ ＿＿＿＿＿＿＿＿＿＿＿

◆ 早く大きくなりたいな。
◆ おなかすいた。
◆ ＿＿＿＿＿＿＿＿＿＿＿

シンくんとおばあちゃんの気持ちを想像して、お話を作ってみよう。

ある日、シンくんが学校から帰ってくると、

リビングから、なにかのにおいがしてきました。

「＿＿＿＿＿＿＿＿＿＿＿＿においだな。」と

思って、リビングに入っていくと、なんと、

シンくんの大好きな＿＿＿＿＿＿＿＿でした。

「＿＿＿＿＿＿＿＿＿＿＿＿＿！」と言って、

さっそく食べようとすると、おばあちゃんは、

「そんなにあわてて食べようとするなんて。」と

＿＿＿＿＿＿＿＿＿いました。

シンくんは、

「＿＿＿＿＿＿＿＿＿。」と言って食べながら、

「＿＿＿＿＿＿＿＿＿＿＿＿＿＿＿＿。」

と思いました。

あまい

こうばしい

すっぱい

さわやかな

こげくさい

おいしそうな

おどろいて

ほほえんで

あきれて

照（て）れて

感激（かんげき）して

あせって

15

いつ どこで だれが なにをした

旅をしていたら、ぬまから出てきた大きなへびにこんな課題をつきつけられました。
「あみだくじを引いて、選んだとおりの文を作り、どういうことか説明しろ。」

「いつ」をどれかひとつ選んだら、線のとおりにたどっていこう。

いつ	遠い昔	夜おそくに	日曜日に	朝	きのう	学校帰り

どこで	湖で	山のてっぺんで	森で	公園で	古いお屋しきで	家の前で

だれが	おばあさんが	ゆうれいが	先生が	サッカー選手が	ティラノサウルスが	子ねこが

なにをした	さけんだ。	逆上がりをしていた。	宇宙人と会った。	くやし泣きをした。	おふろに入った。	いんせきを見た。

16

選んだカードをつないで、ひとつの文にしよう。

| いつ | どこで | だれが | なにをした |

文の内容を絵にかいてみよう。

文の内容を説明してみよう。

なぜ、そのとき、
その場所で、
その人は、
それをしたのかな。

17

これにはわけがあるんです

メメは、やさしくてちょっぴりシャイな女の子。今日はずいぶん困ったようすで、家に帰ってきました。いったいなにがあったのでしょうか。

メメになったつもりで、理由を話してみよう。

おかえり。 ずいぶん帰りがおそかったね。
それに顔も服もどろだらけじゃないか。 いったい、どうしたんだい？

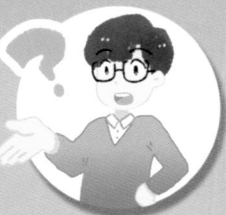

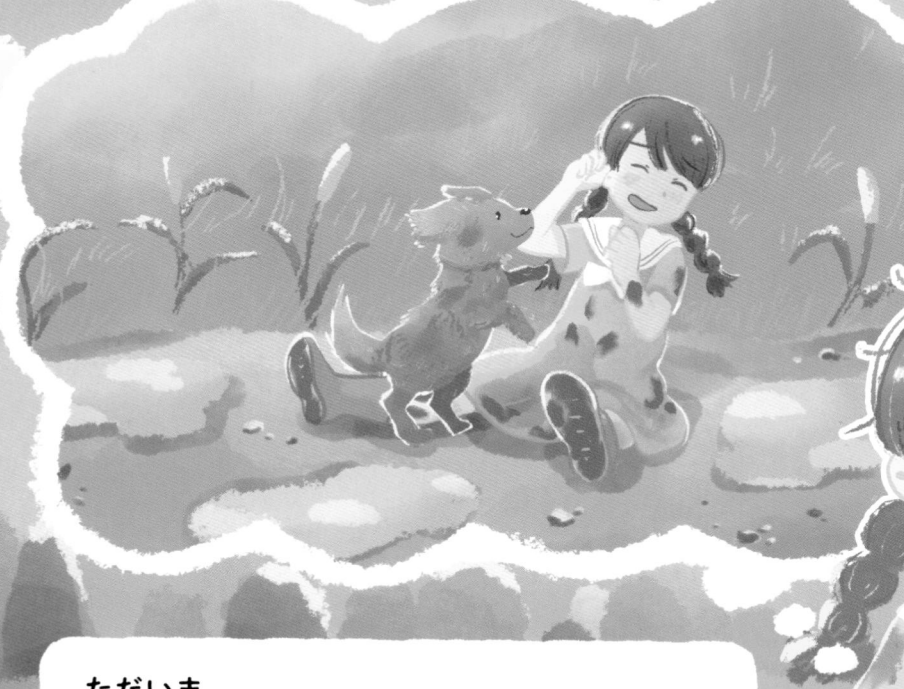

ただいま。

だって、＿＿＿＿＿＿＿＿＿＿＿＿＿＿＿＿＿

＿＿＿＿＿＿＿＿＿＿＿＿＿＿＿＿＿＿＿＿＿

＿＿＿＿＿＿＿＿＿＿＿＿＿＿＿＿＿＿＿＿＿

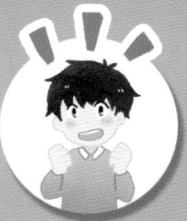

ああ、かわいくて人なつっこいね。
飼（か）い主（ぬし）はどうしたんだろう？

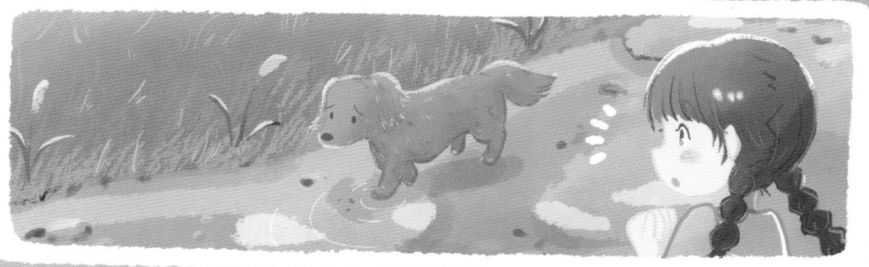

きっとはぐれてしまったんだと思う。

というのも、_____

_____

_____

それじゃあ、送（とど）り届けてあげなくちゃ。
どこの家に行けばいいかな？

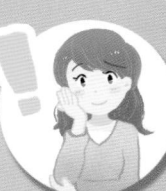

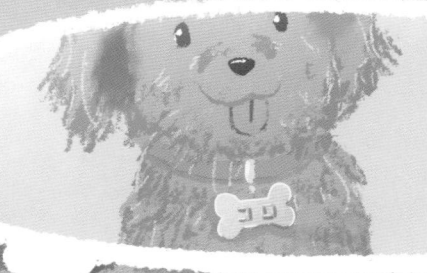

向かいのおばあさんのおうちじゃないかな。

なぜなら、_____

_____

_____

料理をしよう！

今日はこのキッチンを自由に使ってかまいません。材料も道具も使い放題です。
さて、あなたなら、どれを使って、どんな料理にしますか？

オリジナルレシピを考えよう。

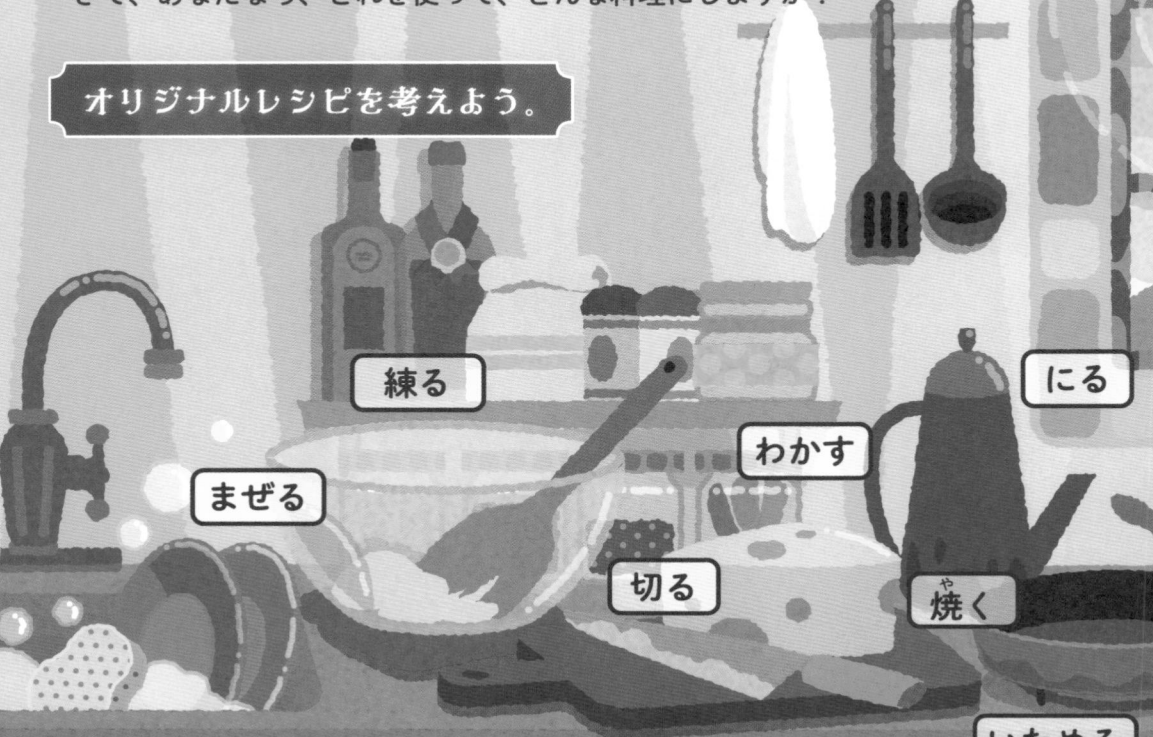

練る

まぜる

わかす

にる

切る

焼く

いためる

むす

温める

_____ の作り方

まず、_____ を

_____ 。

次に、_____ を

_____ 。

最後（さいご）に、_____ を

_____ 。

◆味付（あじつ）けのポイントは、

_____
_____
_____
_____

◆食たくに出すときは、

_____
_____
_____
_____

ふふふ、わたしならどうするかって？
まず、たまごをといた液（えき）を、流れ星のまわりにまんべん
なくつける。次に、そのまわりに空の雲をすきまなくま
ぶす。足りなくなったら手をのばして空の雲を取れば
いいからね。最後（さいご）に、それを油であげればスペシャ
ルな流れ星の天ぷらのできあがり！
　　味付（あじつ）けのポイントは、やっぱり雲だね。どこの
雲にするかで味（あじ）も変（か）わる。食たくに出すときは、
大皿に山のように盛（も）り上げるぞ。

21

水族館は、今日もにぎやか

水族館のペンギンたちは、お話が大好き。
今日も元気に、いろいろなお話をしています。

ペンギンたちはどんなことを話しているかな？

この子がぼくのことを
_____

そっちの魚のほうが
大きくない？

その飲みものって
_____

あのおじさんは、
_____

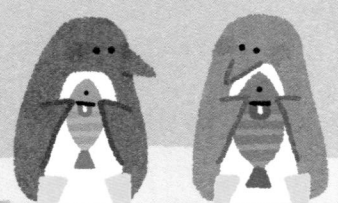

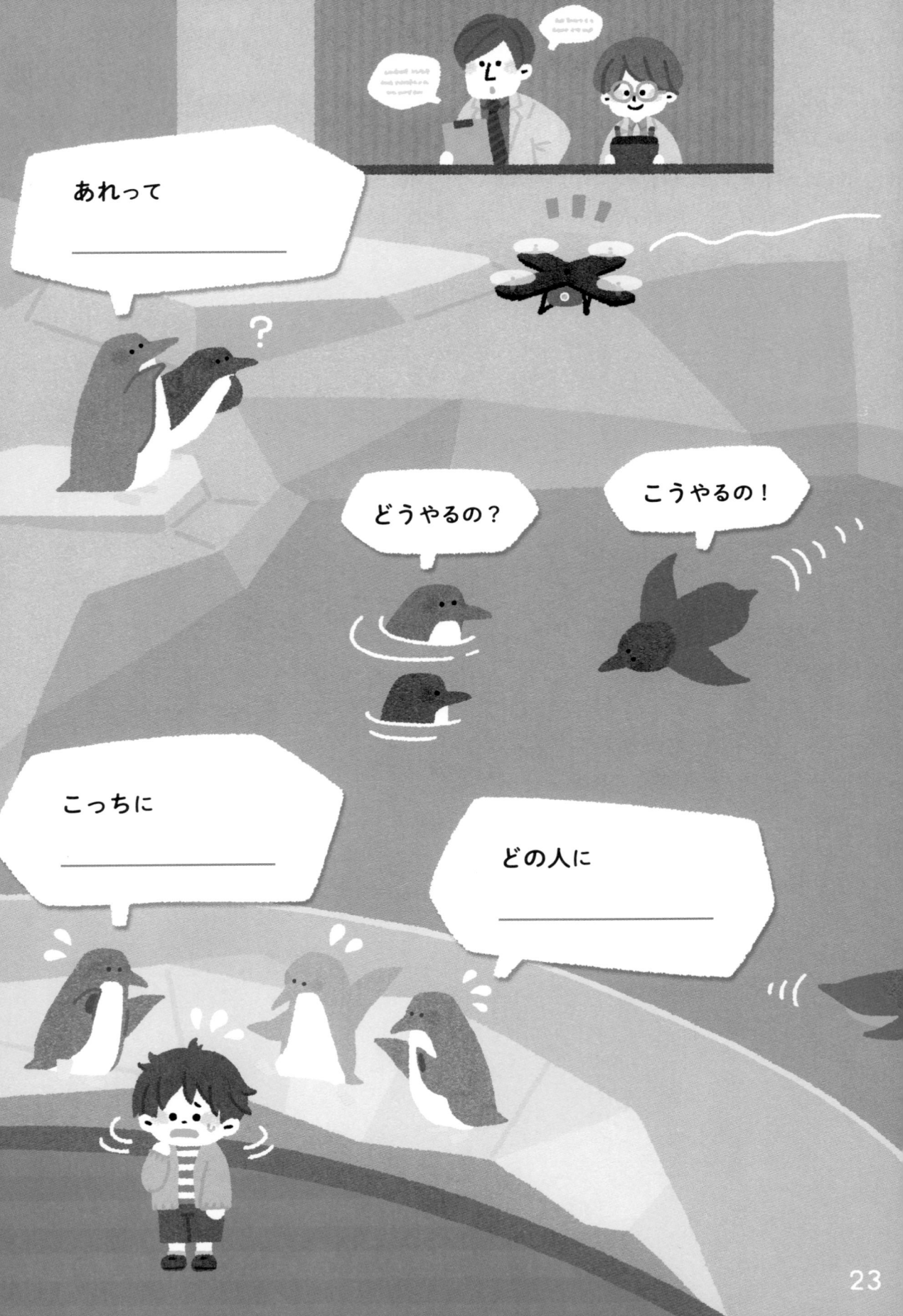

マンガ家のアシスタント

あなたはチョー売れっ子のマンガ家のアシスタントになりました。今日はできあがったマンガに文字を入れていく仕事をするようにいわれています。

コマの白い部分に文字を書きこんでみよう。

登場人物の表情やしぐさに注目して考えよう。

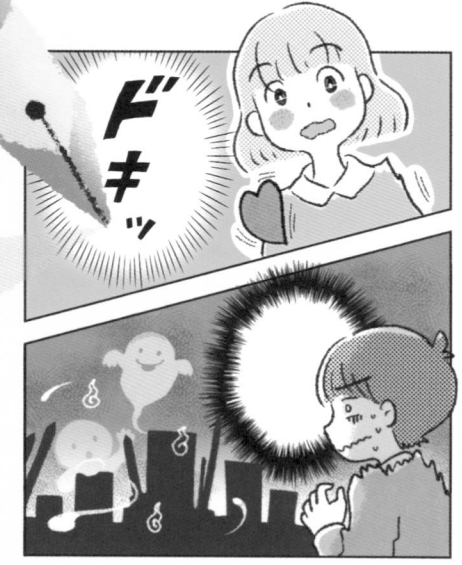
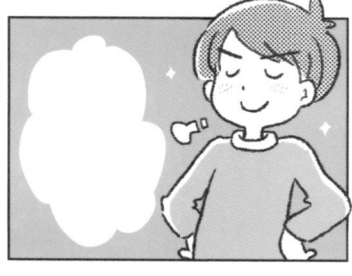
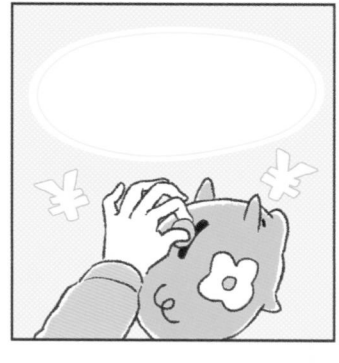
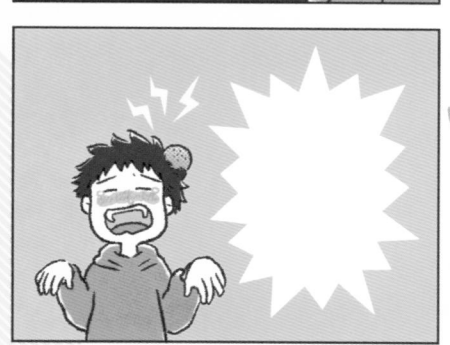
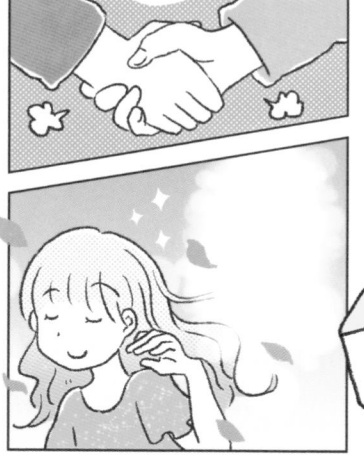
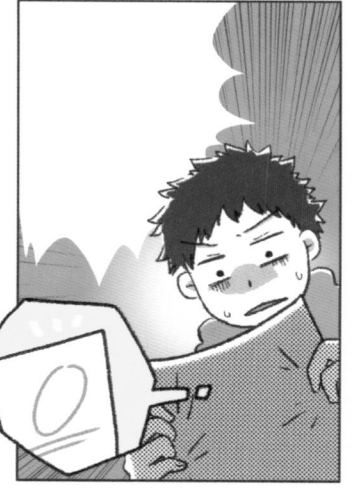

ケホケホ　トゥルルル　トクトク　じんじん　えへん　がーん　ずきん　ぷいっ　つーん　ぷんぷん　かんかん　きりきり

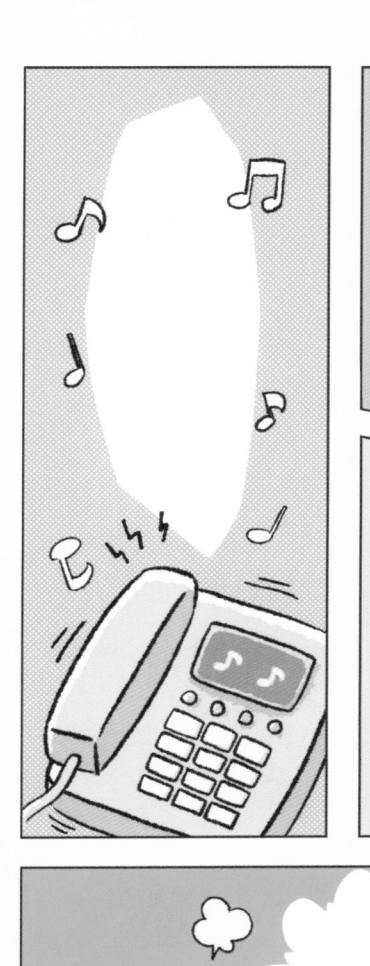

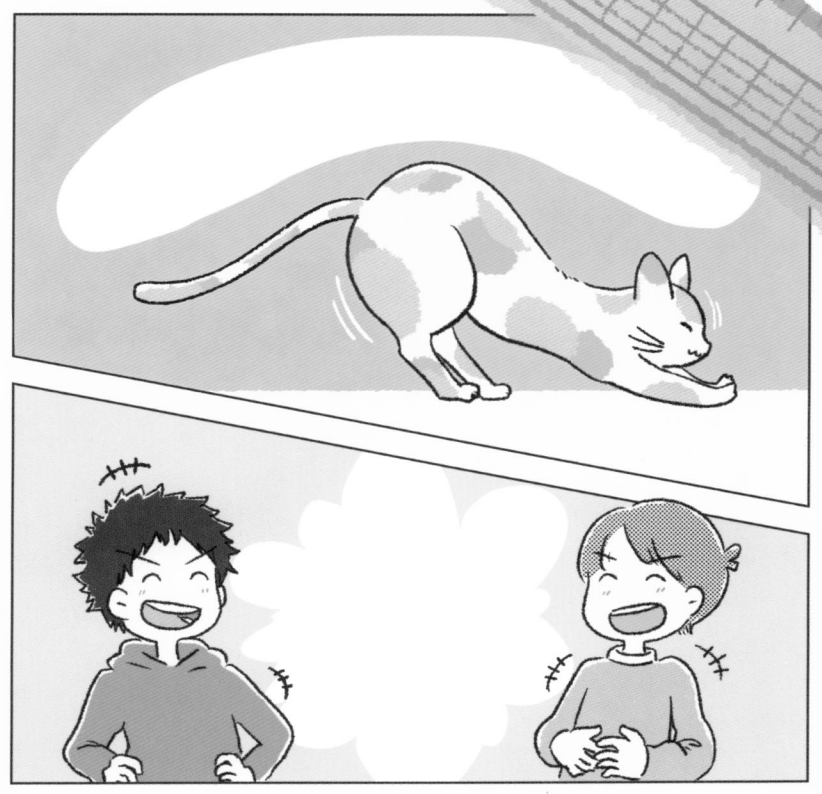

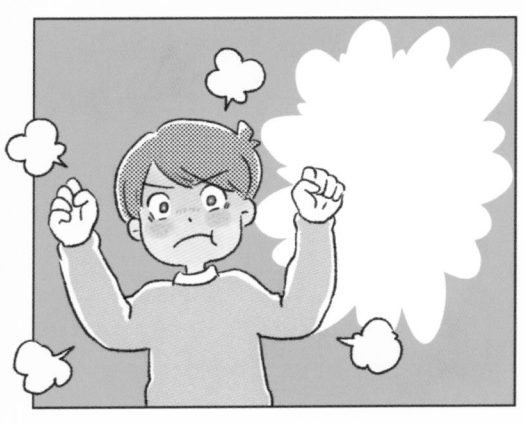

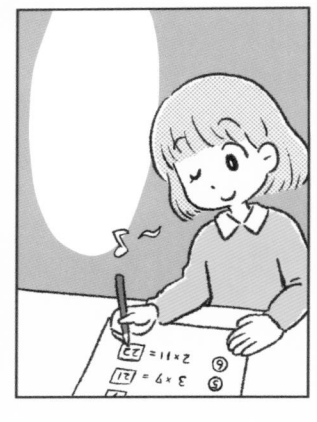

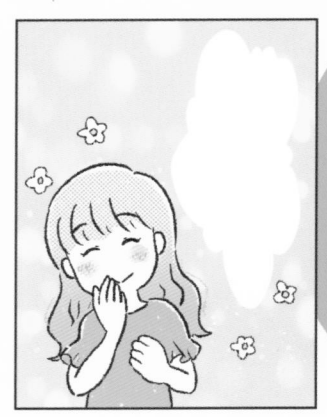

さらさら　にこにこ　ギュッ　ぐーん　ポロリ　バタン　チャリン　ぞーっ　ドンドン　ワッハッハ　ドスドス　すらすら

アイスクリームショップ、開店します

念願(ねんがん)のアイスクリームのお店を開きました。味もいろいろ工夫(くふう)して、豊富(ほうふ)な品ぞろえとなっています。いよいよお客様がやってきました。

みりょくあふれるメニューを考えよう。

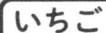

いちご

しぼりたてのミルクに、あまずっぱいいちごジャムをまぜたアイス。たまらないおいしさ！

レモン

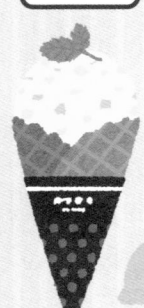

レモンのきりっとしたさわやかさがきいた、大人(おとな)の味。

まっ茶

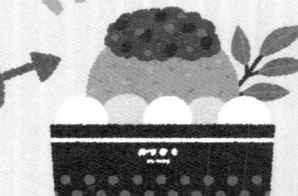

チョコ
バナナ

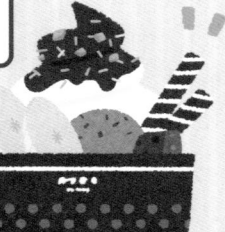

のうこうな
すっきり

とろける
サクサク

ほろ苦い
あまい

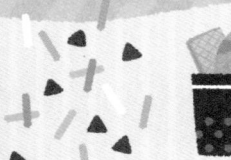

色がきれい
もちもち

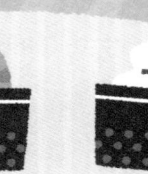

和風
くちどけ

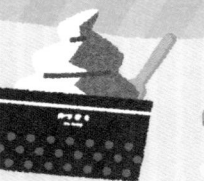

ふんわり
香(かお)りがいい

しんせん
すっぱい

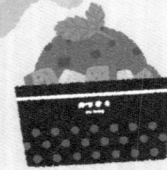

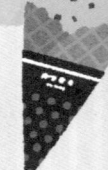

26

スペシャルフレーバーをお客様に説明しよう。

コーンに
アイスを
かきこもう

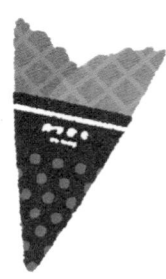

✦**フレーバー名**

_____

✦**おねだん**

_____

当店でいちばん人気のアイスは、

_____

_____

_____

_____

_____

_____

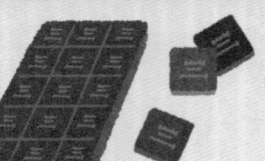
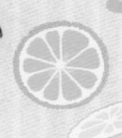
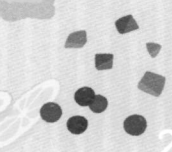

それはまるで……

あなたは、いろいろな土地のすばらしさを伝えている旅人です。そこに行ったことのない人でも、読むことで光景(こうけい)が思いえがけるように、たとえの言葉を使って書きましょう。

どんなものを見たのか、◻️に入る言葉を考えよう。

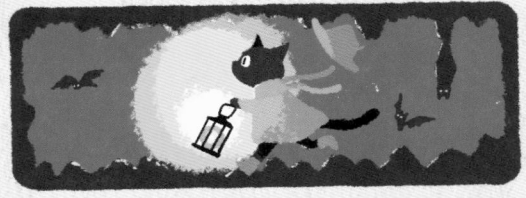

　　　　　のように
真っ暗。

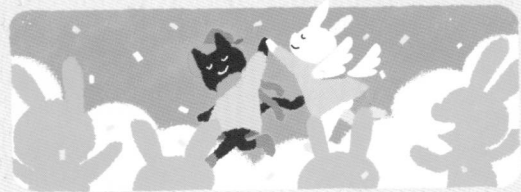

　　　　　のように
軽い。

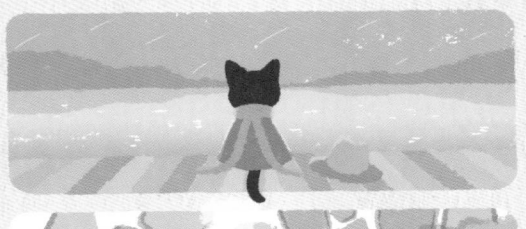

　　　　　のように
静(しず)かだ。

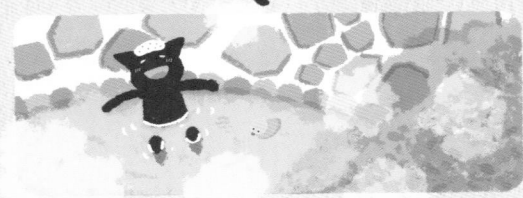

天にのぼるかのように

　　　　　　　　。

太陽のように

　　　　　　　　。

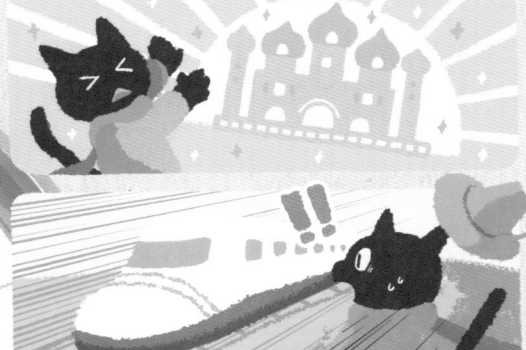

飛(と)ぶように

　　　　　　　　。

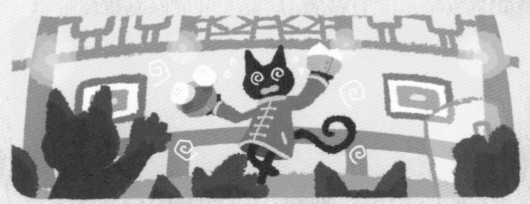

＿＿＿＿＿＿かと
思うほどいそがしい。

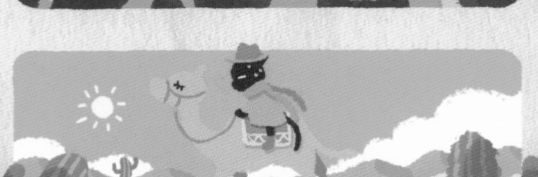

＿＿＿＿＿＿かと
思うほど暑い。

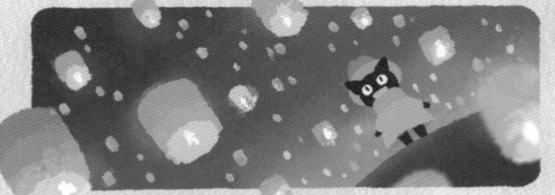

夢<small>ゆめ</small>かと思うほど
＿＿＿＿＿＿。

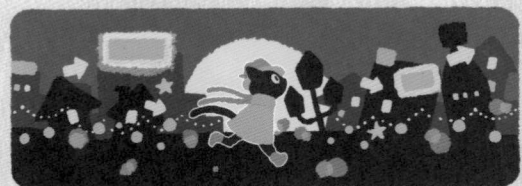

＿＿＿＿＿みたいに
にぎやか。

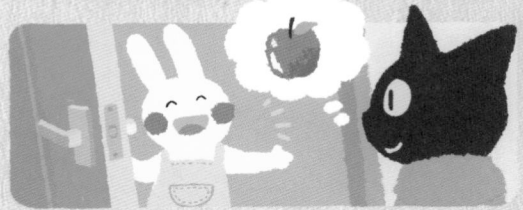

りんごみたいに
＿＿＿＿＿＿。

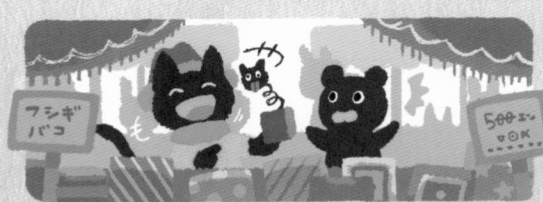

＿＿＿＿＿
ほど楽しい。

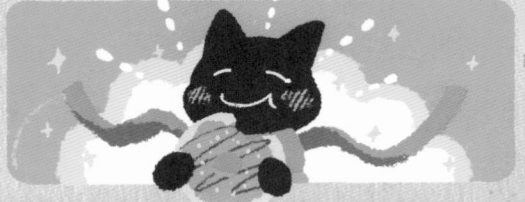

ほっぺたが落ちそうな
ほど＿＿＿＿。

感覚をとぎすませて

あなたは今、深い森の中にいます。
静かに心を落ち着かせて、感じるものを確かめましょう。

森のようすを想像して書こう。

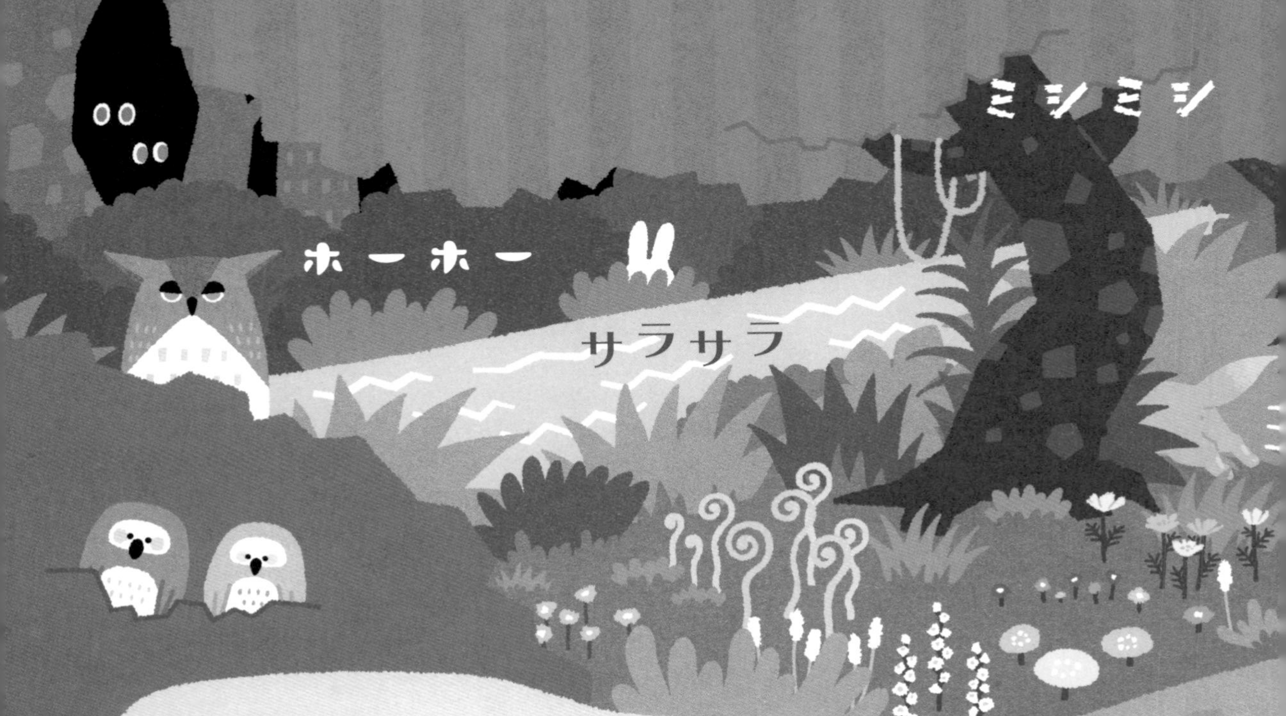

ミシミシ

ホーホー

サラサラ

◆なにか聞こえます。

　どんな音ですか？ _____

　なんの音でしょう？ _____

◆なにかのにおいがしませんか。

　どんなにおいですか？ _____

　なんのにおいでしょう？ _____

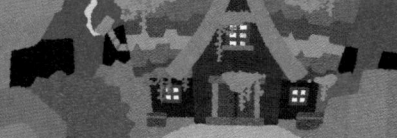

ガサガサ

チチチ

✦ 草の葉っぱをさわってみてください。

どんなさわり心地ですか？ _____

かゆくはなりませんか？ _____

✦ 手前のほうにある野いちご、ちょっと食べてみてください。

やわらかいですか？　かたいですか？ _____

どんな味ですか？ _____

✦ あれ、なにか左の木の下を横切りましたよ。

なにが見えましたか？ _____

なにをしているのでしょう？ _____

31

宇宙ステーションと交信

航空宇宙局の職員が、宇宙ステーションにたいざい中の宇宙飛行士と交信をしています。

宇宙のようすを画像で確認しよう。

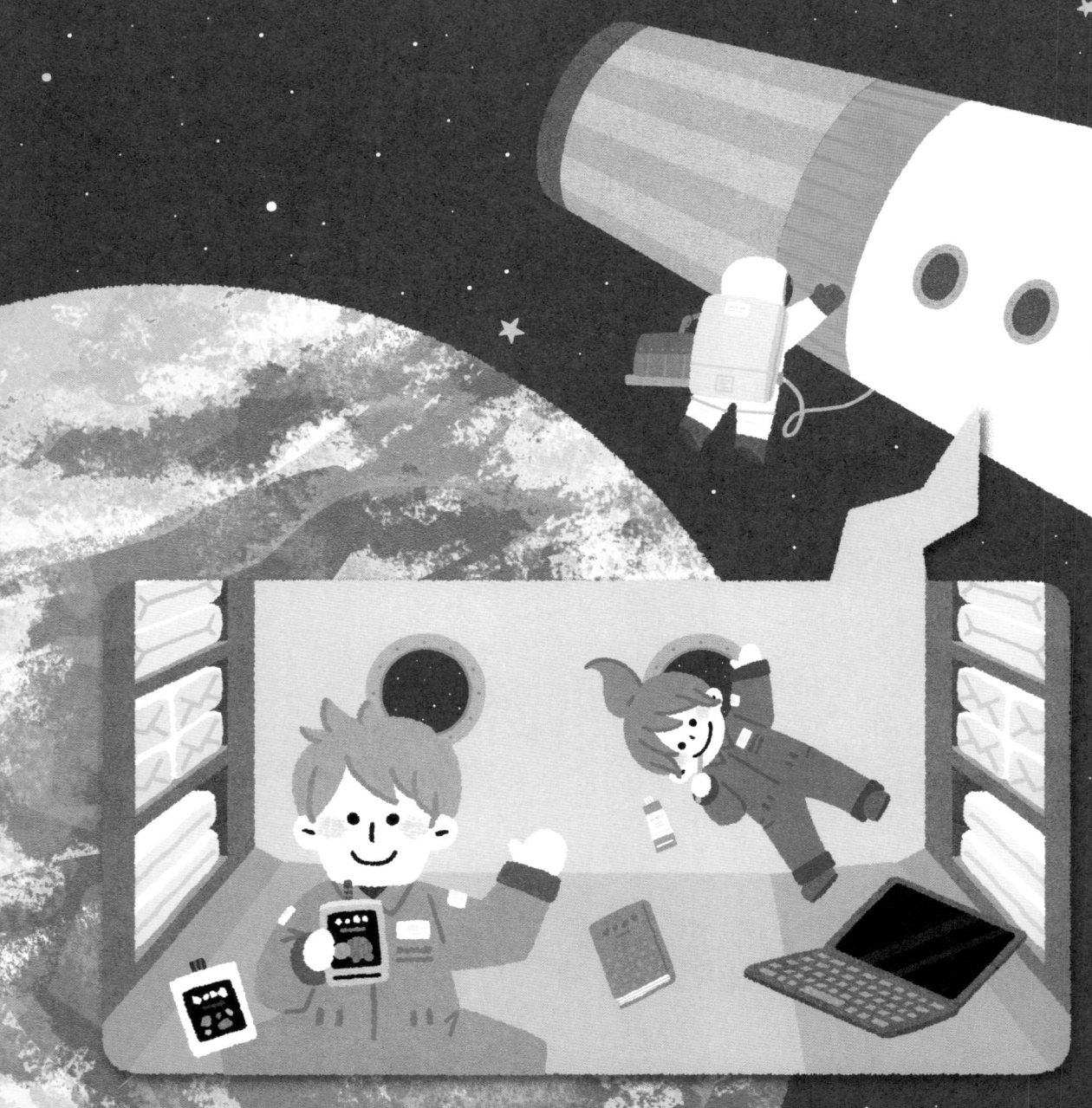

交信のようすを想像して書いてみよう。

こちら、航空宇宙局。
宇宙船ハロー号のみなさん、聞こえますか？

はい、聞こえます。

今はなにをしているところですか？

_____
_____

この前のロケットで送った新しいタイプの宇宙食はいかがでしたか？

_____
_____

今、アンテナの修理のため、ジョリーが船外活動をしていますよね。
必要なものがあるか知りたいので、かれに通信を代わってもらえますか？

はい、こちらジョリー。
_____がほしいですね。

さっそく送ることにしましょう。約束します。
そこから見える地球はどうですか？

_____
_____

宇宙人には出会えましたか？

_____
_____

実きょう中けい

テレビやラジオの中けいでは、ルールなどを知らない人にもわかりやすく、知っている人にはよりおもしろくなるように工夫して、試合のようすを解説します。

ある日の野球中けいのようすを見てみよう。

アナウンサー　今日は天下分け目の戦いともいえる重要な一戦が行われます。解説は元シャインズの名ピッチャー・福島さんです。どうぞよろしくお願いします。

解説者　こちらこそ、よろしくお願いします。

アナウンサー　この試合でラビッツが勝てば、クライマックスシリーズ進出が確定ですね。

解説者　ピッチャーの松本が調子を上げてきていますので、期待できるかと思います。

アナウンサー　一回の表。シャインズのこうげきで試合が始まります。

解説者　シャインズのバッターの大野は、今期入団したばかりの新人です。

アナウンサー　さあ、ピッチャー、ふりかぶって、第一球、ストライク。……続いて第二球もストライク。大野はちょっとふりおくれているでしょうか。

解説者　きんちょうしているようですね。

アナウンサー　第三球もストライク。バッター三しんで、ワンアウトです。次のバッターは、川田です。

解説者　川田と松本は、高校時代同じ学校のチームメイトでした。

アナウンサー　六年前の高校野球大会で準優勝していますね。さあ、旧友どうしの対決はどうでしょうか。おーっと！　川田、いきなり初球を打ちました！　ぐんぐんのびていって……ホームラン！　シャインズ先制でまず1点を取りました。

解説者　ピッチャーの松本くん、内角をねらったするどい投球だったのですが、川田くんの勢いのほうが上回っていましたね。よい勝負を見せてもらいました。

試合の進行を、正確に伝えるように心がけています。耳慣れない用語やわかりにくいルールは、タイミングを見て説明するようにしています。

ちょっと個性的な表現を使って、試合を盛り上げることもあります。観客と一体になって気持ちを高めることも！

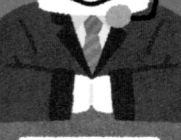
アナウンサー

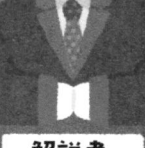
解説者

次のシーンからひとつ選んで、実きょう中けいをしてみよう。

サッカーの試合

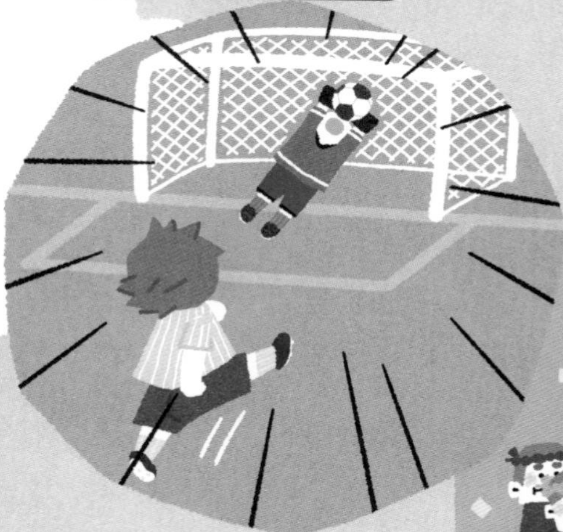

お祭り

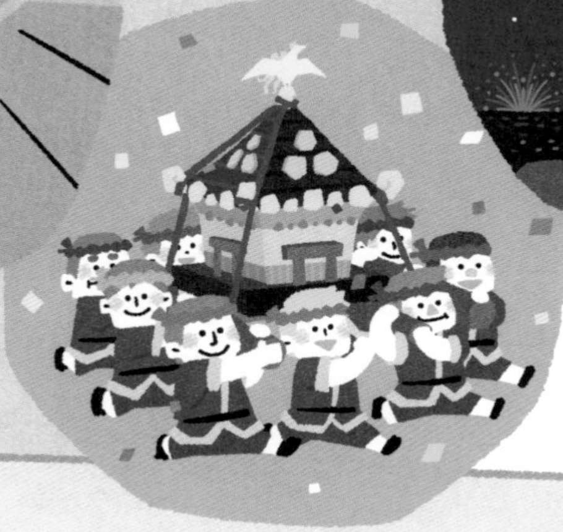

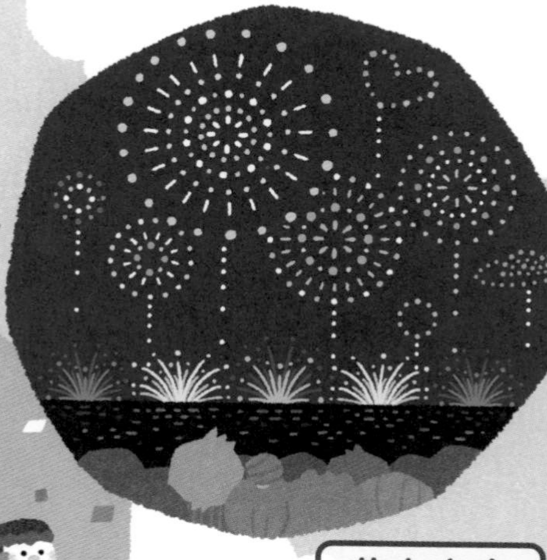

花火大会

アナウンサー
_____

解説者
_____

アナウンサー
_____

解説者
_____

アナウンサー
_____

解説者
_____

アナウンサー
_____

解説者
_____

ぼうけんの旅

あなたがぼうけんの世界を作るとしたら、どんなストーリーになるでしょうか。世界を救う?
ドラゴンと友達になる?? それとも宝探し?? さぁ、主人公と旅に出かけましょう!

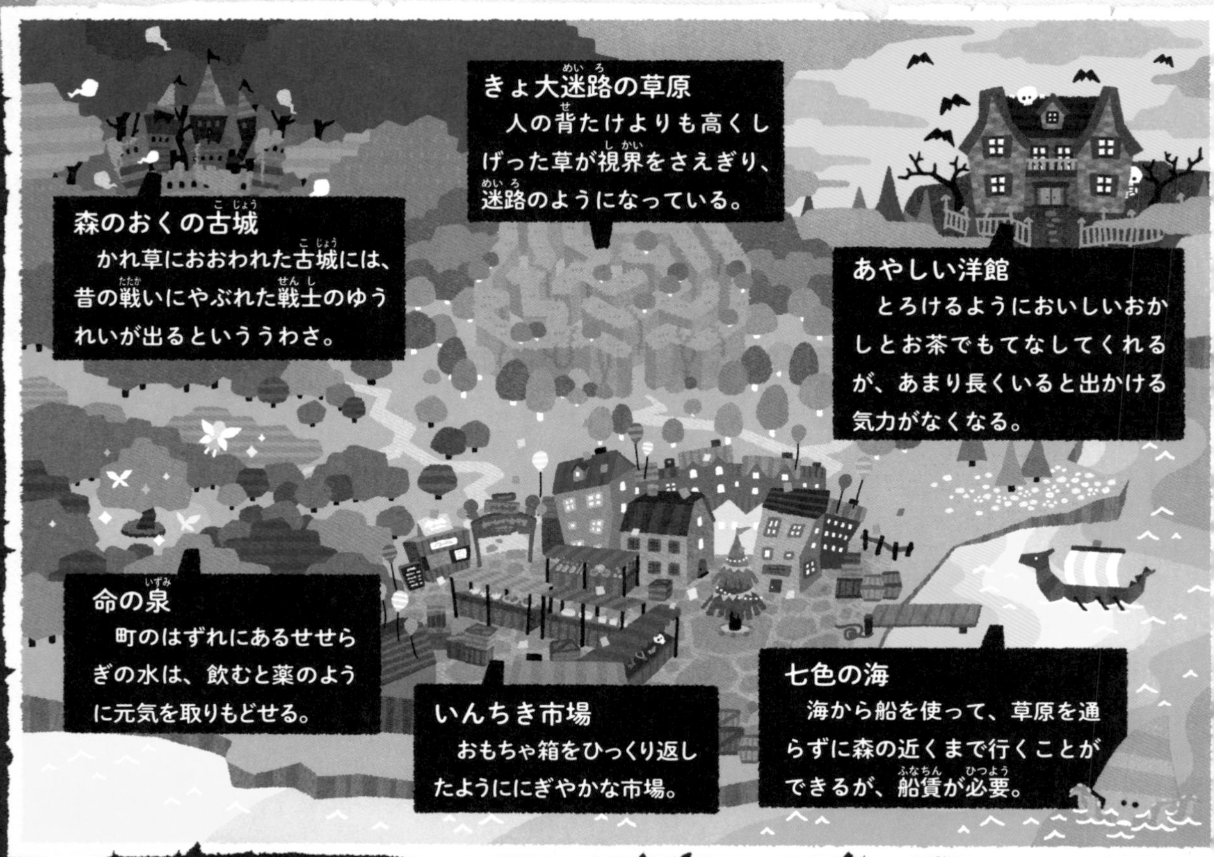

きょ大迷路の草原
人の背たけよりも高くしげった草が視界をさえぎり、迷路のようになっている。

森のおくの古城
かれ草におおわれた古城には、昔の戦いにやぶれた戦士のゆうれいが出るといううわさ。

あやしい洋館
とろけるようにおいしいおかしとお茶でもてなしてくれるが、あまり長くいると出かける気力がなくなる。

命の泉
町のはずれにあるせせらぎの水は、飲むと薬のように元気を取りもどせる。

いんちき市場
おもちゃ箱をひっくり返したようににぎやかな市場。

七色の海
海から船を使って、草原を通らずに森の近くまで行くことができるが、船賃が必要。

主人公の設定を考えてみよう。

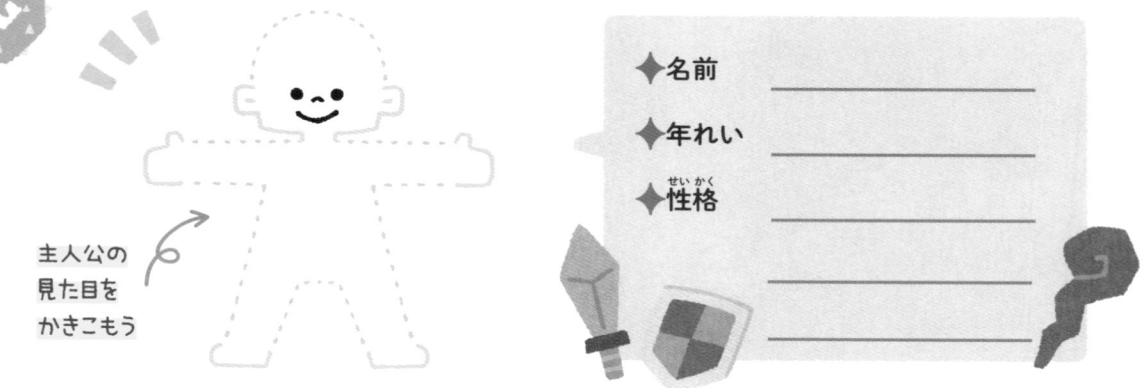

主人公の見た目をかきこもう

◆名前 _____

◆年れい _____

◆性格 _____

_____

_____

主人公の設定から、ストーリーを作ってみよう。

始まりのアイデアと終わりのアイデアからひとつずつ選んで線でつなぎ、
物語を想像してみましょう。

主人公はある日……

始まりのアイデア

村外れで、小さなドラゴンを
助けました。

おそろしいまじょのふういん
を解いてしまいました。

古城の地下にかくされた宝の
うわさを聞きました。

遠くにはなれて住む、会ったこと
のない姉がいると聞きました。

終わりのアイデア

無事にふるさとへたどり着く
ことができました。

平和な暮らしを取りもどすこ
とができました。

勇者として、多くの国をおさ
める王になりました。

その後、かれがどうしているか、
だれも知る者はいませんでした。

上のアイデアを組み合わせて、ストーリーを作ってみましょう。

旅の
始まりは？　_____

_____

どこに
行く？　_____

_____

どんなことが
起こる？　_____

_____

旅の終わりは
どうなる？　_____

_____

めでたし、めでたし

昔話ってどんなものでしょう。おじいさんとおばあさんが出てくる？　ずるがしこい動物が仕返しされる??　いえいえ、「むかしむかし……」から始まれば、もうそれは昔話！

> 絵を見て、そこで起こっていることを想像してみよう。

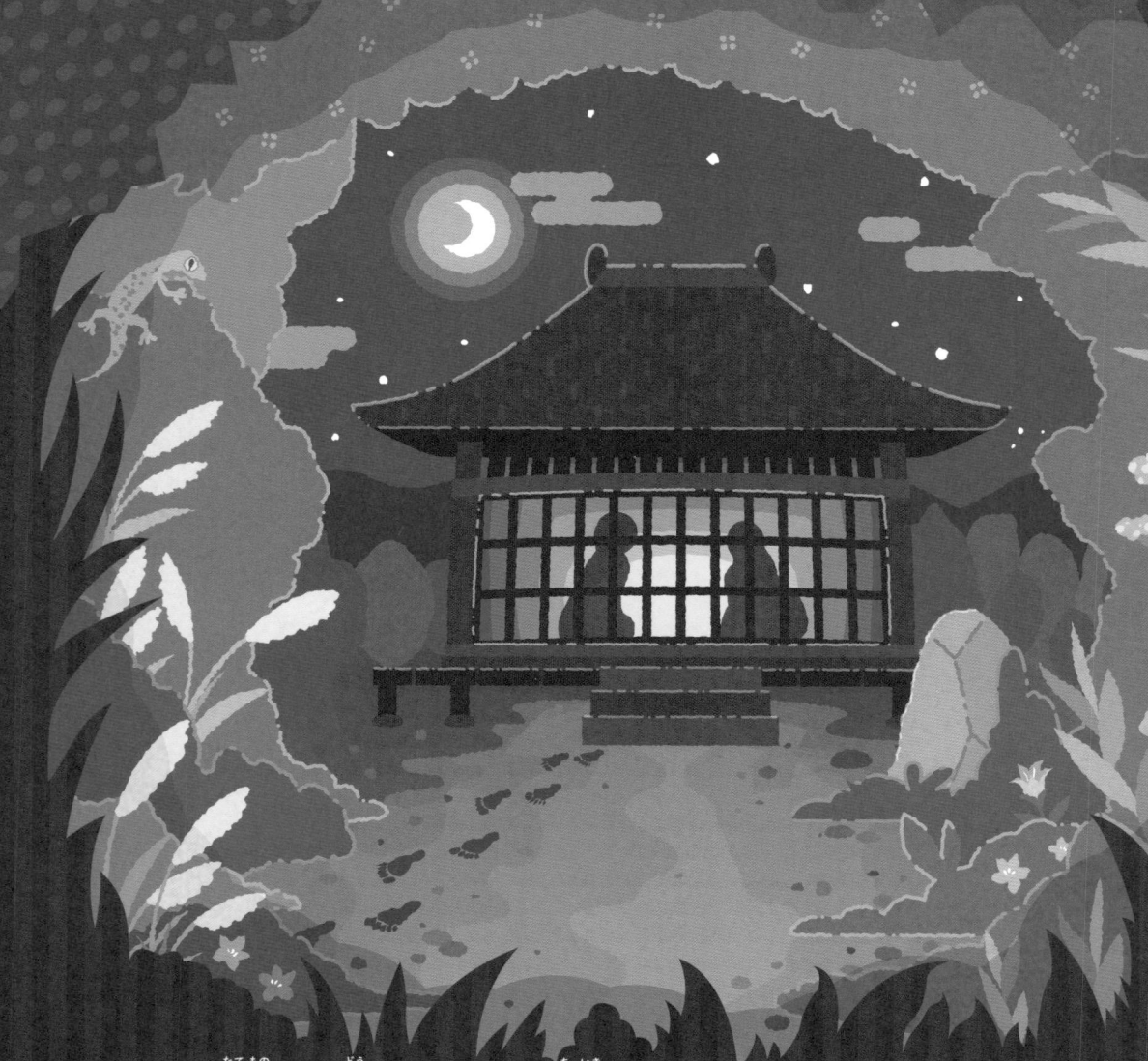

※このような建物は「お堂」といって、その地域の神様などを祭ってあります。中でちょっと座ったりねころんだりすることもでき、昔の人は、雨宿りをしたり、旅のとちゅうで休んだりしました。

想像したことを、昔話として語る文章にして書いてみよう。

◆お堂の中にいるのは、どんな人かな。

◆なにをしているのかな。

◆足あとは、だれのものかな。

◆これからどんなことが起こるのかな。

◆どんな結末にしようかな。

人間？　動物？
親子？　友達？

お堂から出て行っている
ということは……？

「めでたし、めでたし」で
終わらせるには……？

むかしむかしのことです。
あるところに、

めでたし、めでたし。

アクション、スタート！

はらはら、ドキドキ、なみだがほろり……。映画って楽しいですよね。シナリオでは、せりふや演技のしぐさ、そして、どんな映像にするか、それぞれの場面イメージも決めていきます。

もしあなたが映画を作るなら、どんな作品をとりたい？

映画のタイトルと出演者を想像して、イメージをふくらませよう。

タイトル

出演者

ある場面のシナリオを書いてみよう。

登場人物名

せりふ　もしくは　場面のじょうきょう説明、登場人物の動作やようす（ト書き）

「注文の多い料理店」（原作　宮沢賢治）

登場人物名

男1
男2 } → せりふ

ト書き

男2

山おく。
二人の若い男が迷子になり、腹をすかせて歩いている。

すると目の前に、「西洋料理店　山猫軒」という看板の出た、りっぱな一軒家が現れる。

男1

あれっ、こんなところにレストランがあるなんて！

男2

「どなたもどうかお入りください。決してごえんりょはありません」と札が下がっているぞ。やった、早く入ろう！

二人は喜んでドアを開けて、中へ入る。

男1

おや、またドアがある。札に何か書いてあるぞ。
「ことに太ったおかたや若いおかたは、大かんげいいたします。
当軒は注文の多い料理店ですから、どうかそこはご承知ください」。

男2

なかなかはやってるんだ。こんな山の中で。
ぼくらは両方かねてるから、大かんげいにあたるな。

男1

笑いながら、二人はドアを開ける。
するとまた次のドアがあり、札が下がっている。

男1

えーと、「お客様がた、ここで髪をきちんとして、それからくつのどろを落としてください」だって。
こっちには、「めがねやさいふなどの金物類は、すべてここに置いてください」と書いてあるぞ。ずいぶん作法が厳しいな。

男2

二人は、髪をとかして、くつのどろを落とし、金物類をまとめて置く。ドアを開けると、また次のドアがある。

男1

今度は「クリームを顔や手足によくぬってください。つけるのもお忘れなく」と書いてあるぞ。
これは、牛乳のクリーム？

男2

不思議に思いながら、クリームを体にぬって、香水をふりかける二人。次のドアを開けて、ため息をつく。

男1

これは、牛乳のクリーム？　香水をふり……。香水を香水はへんに酢くさいな……。

男2

またドアか！　今度こそ最後のドアだろうな。
「いろいろ注文が多くてうるさかったでしょう。お気の毒でした。これが最後です。体じゅうに、つぼの中の塩をよくもみこんでください」だって!?

二人とも、ぎょっとして顔を見合わせる。

男1

どうもおかしいぜ。たくさんの注文というのは、向こうがこっちへ注文しているようだ。たくさんの注文というのは、もしかして、西洋料理店というのは、来た人に西洋料理を、食べさせるのではなくて、来た人を西洋料理にして、食べてやる家と、こういうことなんだ。これは、その、つ、つ、つ、

男2

つまり、ぼ、ぼ、ぼくらが……。

ドアのおくから、だれかが近づいてくる音が聞こえる。

二人はふるえ上がる。

41

トップニュースをお届け

新聞は、みんなが知りたい情報をわかりやすく伝えてくれます。
さっそく今日も、大ニュースが飛びこんできたようです。

なにが起きているかな？
どんなようすかな？

ある日の新聞記事を読んでみよう。

空　想　新　聞

・大見出し

まさか！　古代の恐竜、現代に現れる！

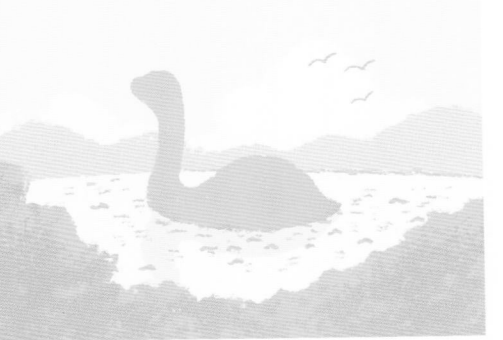

発見された生物が湖から顔を出す姿＝アラン氏さつえい

・小見出し

イギリス人の探検家、アラン氏が、同国ヨークシャー州の森のおくにある湖で、首の長い、は虫類と思われる生物の写真さつえいに成功した。

・主文

同氏は、長年、イギリスを中心にまだ知られていない地域の観察を続けてきた。今回さつえいに成功した湖も、霧がよく出る地域であることなどから存在が伝説では残っていたものの、実際に発見されたのは初めてである。

同氏が発見した生物は、最初は岸辺にいたが、同氏に気付いて湖にもぐってしまったとのこと。岸辺にいたときの大きさは牛ぐらい。首が長く、手足はとかげのようで、皮ふにはうろこのようなものもあったとのことだ。

・インタビュー

生物学者
長山氏のご意見

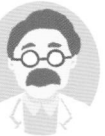

岸辺で全体の姿をさつえいできなかったのが残念だが、首や手足の形からして、新種のは虫類であることは確かと思われる。古代の恐竜の生き残りだとしたら、なぜ現代まで生存していたのか、さらなる調査が待たれる。

すごい機能のなべです

５分温めたら火を止めてください。あとは余熱で調理してしまいます。

ついに達成
ノーヒットノーラン

新記録を樹立した高山選手の記念グッズをはんばいします。

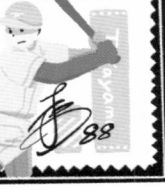

空想新聞社

記事を書くコツ

◆大見出しは読者に「えっ!?」と思わせるように表現を工夫して書こう。

　小見出しは短い言葉で「いつ・どこで・だれが・どうした」をわかりやすくしよう。

◆主文は読者が知りたいことを想像して、ていねいに書くのがポイント。

　インタビューで専門家の意見や解説も入れると、読む人は「なるほど〜！」と思うよ。

あなたも記事を書いてみよう。

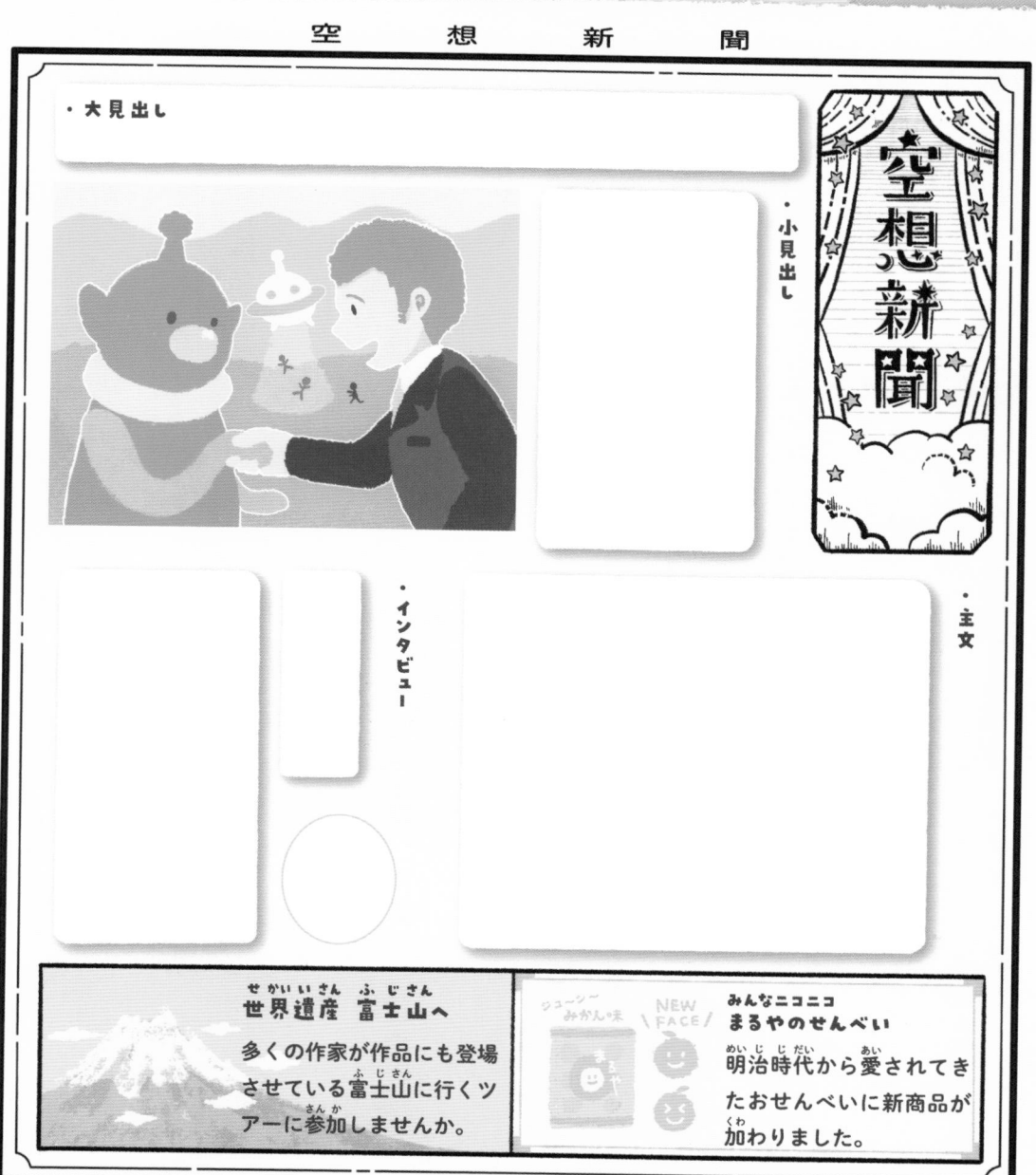

空　想　新　聞

・大見出し

・小見出し

空想新聞

・主文

・インタビュー

世界遺産　富士山へ

多くの作家が作品にも登場させている富士山に行くツアーに参加しませんか。

ジューシーみかん味　NEW FACE

みんなニコニコ　まるやのせんべい

明治時代から愛されてきたおせんべいに新商品が加わりました。

空想新聞社

43

あの人の日記

みんな、毎日、いろんなできごとに出会いながら生きています。もし、あの人たちのひみつの日記をそっとのぞき見できたら、どんなことが書いてあるでしょうか。

エントリーNo.1
かぐやひめ

◆出身地：月
◆なやみ：
お世話になったおじいさんとおばあさんを置いて遠いふるさとに帰らなければならないこと。

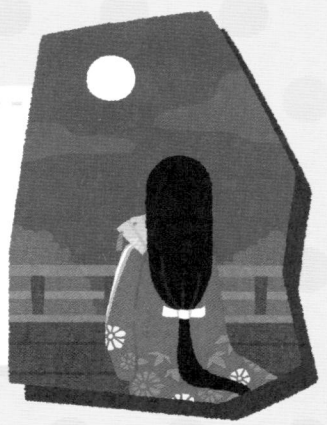

エントリーNo.2
うらしまたろう

◆職業：漁師
◆なやみ：
竜宮城でもらった玉手箱を開けるかどうか。

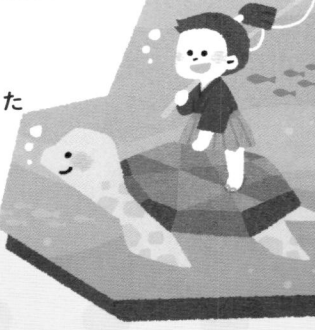

エントリーNo.3
駅前のおまわりさん

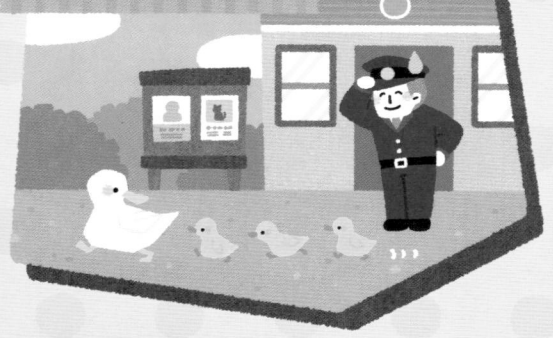

エントリーNo.4
マンガ家

◆好きな食べ物：
バナナ
◆なやみ：
しめきりが近いこと。

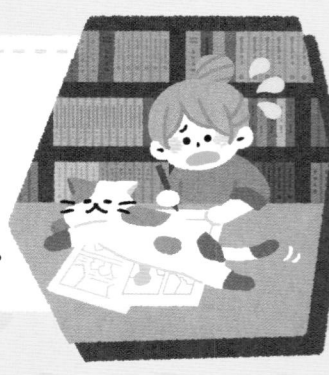

エントリーNo.5
スーパーヒーロー

◆目指していること：
世界の平和
◆なやみ：
最近、筋肉痛がひどい。

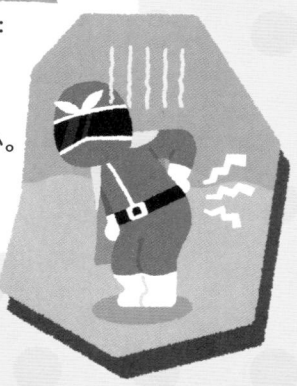

エントリーNo.6
スパイ

◆特技：
音もなく歩けること。
◆なやみ：
好きな人に声をかけられないこと。

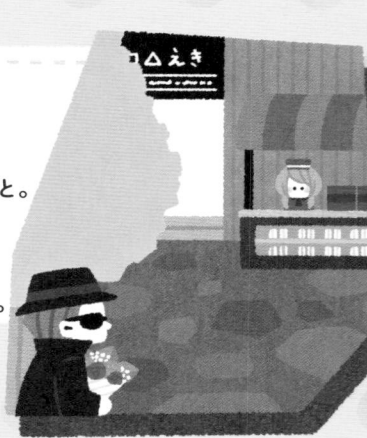

左の人物の中からひとり選んで、その人になったつもりで絵日記を
かいてみよう。

月　　日（　　）　　天気　☀　☁　☂　気温

朝、

困ったことには、

それで、

夜、ねるときに、

　　　　　　　　　　　　　　　　　　　　　　　　と思いました。

45

パーティーへの招待状

テンテン国のおひめさまが15さいになるので、誕生日パーティーを開くことになりました。とびきりすてきなぶとう会にしようと、お城中がはりきっています。

いったいどんなパーティーになるのかな。
お城のみんなの話を聞いて、想像してみよう。

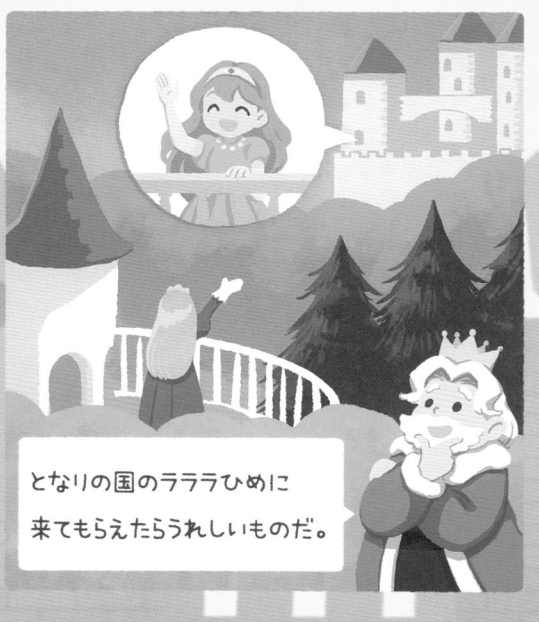

となりの国のラララひめに
来てもらえたらうれしいものだ。

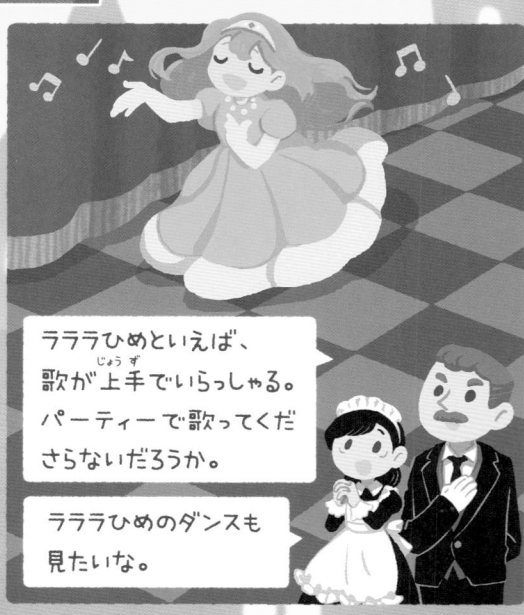

ラララひめといえば、
歌が上手でいらっしゃる。
パーティーで歌ってくだ
さらないだろうか。

ラララひめのダンスも
見たいな。

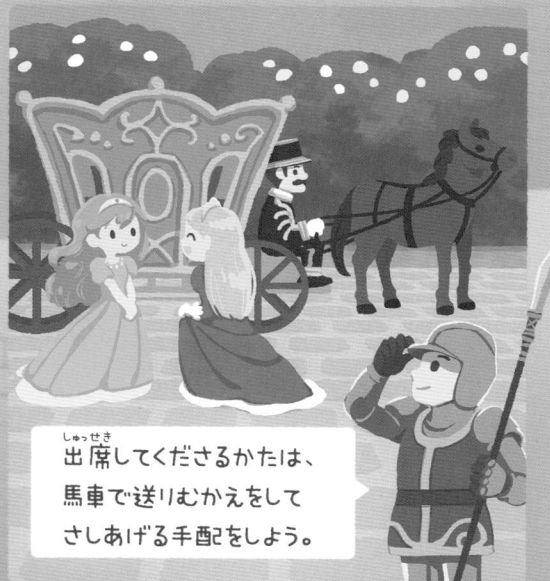

出席してくださるかたは、
馬車で送りむかえをして
さしあげる手配をしよう。

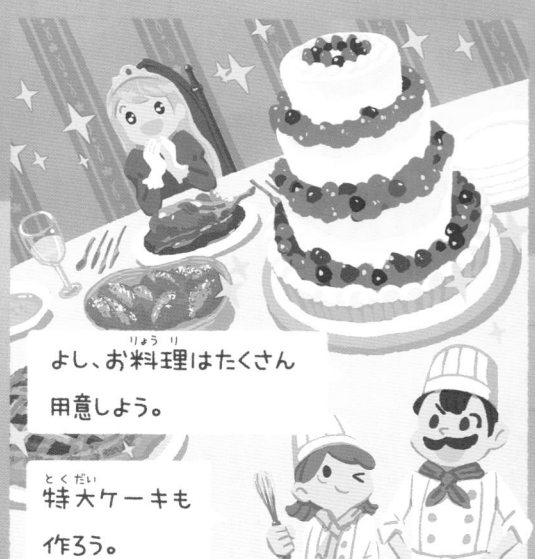

よし、お料理はたくさん
用意しよう。

特大ケーキも
作ろう。

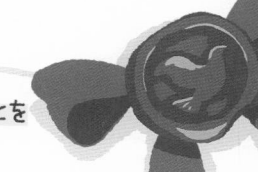

お城のみんなはどんなことを
考えていたかな?

ラララひめ様

季節のあいさつの言葉

　暑い夏も終わり、_____

　この 9 月 19 日に、わが国のひめがついに 15 さいになります。15 さいになると
ぶとう会にも出られるようになります。そこで、ひめの誕生日パーティーとして、
ぶとう会を開さいいたします。

パーティーへの出席をお願いする言葉

　つきましては、_____

　当日は、朝 11 時に、馬車でおむかえにまいります。

　お帰りもご心配いりません。お城まで馬車でお送りします。

パーティーのお楽しみを説明する言葉

　お城のコックがうでによりをかけて料理を作りますので、

_____

お願いの言葉

　ひとつ、お願いがございます。

_____

　みんなが楽しみにしておりますので、どうぞお願い申し上げます。

しめくくりの言葉

　それでは、_____

　　　　　　　　　　　　　　　　　9 月 2 日

　　　　　　　　　　　　　　　　　テンテン国　おひめさま係一同

短いけど、「詩」！

「短歌」と「俳句」って、世界でいちばん短い詩として知られているんですよ。リズムも楽しい言葉のひとつひとつに、思いやイメージがギュッとつめこまれていて、そのおく深さにびっくりするはず！

俳句

① 季節を表す言葉を必ず入れる。

② 五・七・五の十七音で作る。

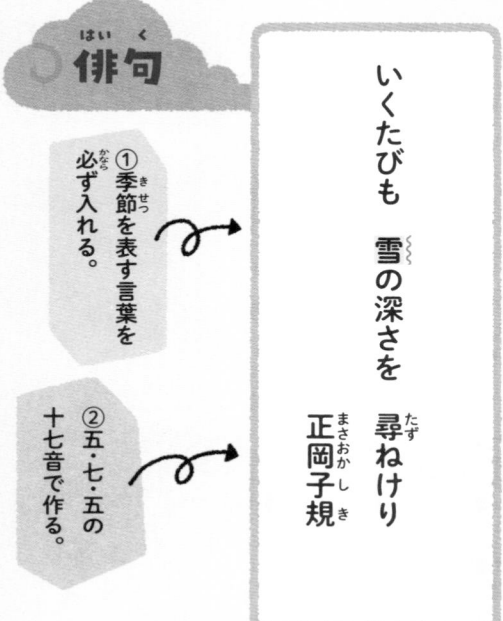

いくたびも　雪の深さを　尋ねけり

正岡子規

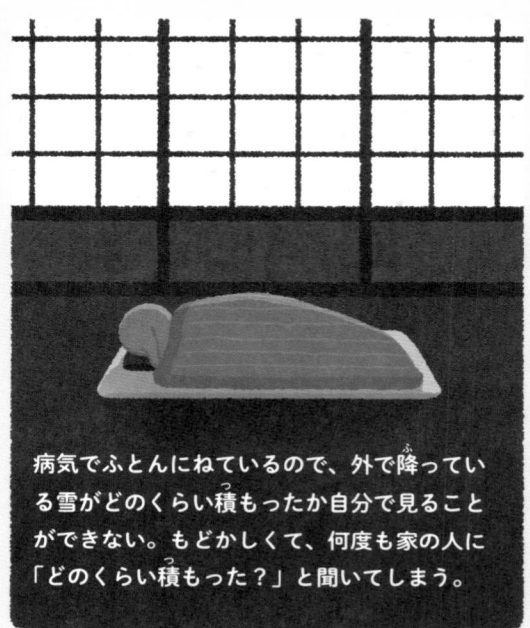

病気でふとんにねているので、外で降っている雪がどのくらい積もったか自分で見ることができない。もどかしくて、何度も家の人に「どのくらい積もった？」と聞いてしまう。

短歌

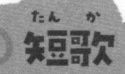

五・七・五・七・七の三十一音で作る。

街をゆき　子どものそばを　通るとき　蜜柑の香せり　冬がまた来る

木下利玄

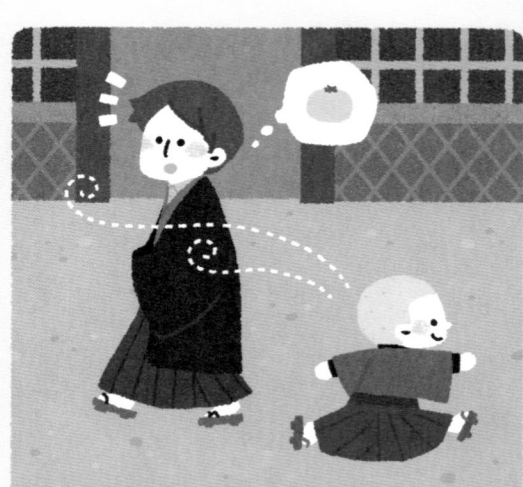

街を歩いていて、ふっと子どもとすれちがったときにみかんの香りがした。もう、みかんを食べる季節、つまり冬になったんだなあ。

五音と七音を組み合わせて、俳句や短歌にしてみよう。

俳句には季節を表す言葉を入れましょう。
〜〜〜部は夏の季節を表す言葉です。

七音の例

あっという間に

日かげに入る

とけだしそうな

風のふくまま

ぼく見て笑う

麦わら帽子

ひまわりさいて

いつもとちがう

プールサイドで

アイスクリーム

五音の例

笑い声

ねぼうした

しゃぼん玉

宿題が

ひと休み

空を行く

太陽と

夏休み

にぎやかに

かぶと虫

ねぼうした

ぼく見て笑う

かぶと虫

49

魔王城の反省会

ここは、とある魔王城の大広間……。勇者との戦いに負けてしまった魔王と仲間たちが集まって、これまでの活動の成果と課題をふり返っているようです。

魔王による活動報告をこっそり聞いてみよう。

目標設定と活動計画

　世界征服は、ぼくの小さいころからの夢でした。また、この世界で「魔王」とよばれるまでの地位にのぼりつめることは、一族全体としても大きな目標でした。
　そのために、昨年の春から、ふだんの情報収集の合間をぬって、周辺の魔物たちと積極的にコミュニケーションをとってきました。また、個人的には、最後までばてずに魔力が発揮できるよう、きそ体力を上げるための栄養管理に気をつかって過ごしました。

活動をふり返って

　先日の勇者との最終決戦では、おたがいにぎりぎりの体力でねばっていたのですが、相手のターンで全回復の薬が使用された後、チーム全員がうろたえてしまったのと、魔力がつきてしまったのがひびきました。戦いには敗れてしまいましたが、おかげさまで「ラスボス」として、これまででいちばんの存在感を発揮することができました。

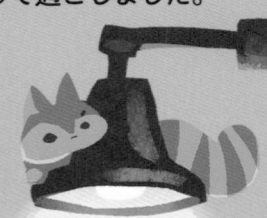

考えたこと

　今回はぼくもふくめて、勇者と初めて戦うメンバーが多く、大ぶたいに力みすぎてしまった気がします。本来の力が出しきれなかったのが残念です。

今後のこと

　今回の経験は必ず次回に生かします。勇者も、次までにさらに力をつけてくると思うので、ぼくたちも油断することなく、体力をつけ、技術をみがいていきたいと思います。

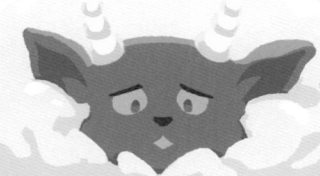

好きなシーンをひとつ選んで、活動報告をしてみよう。

運動会

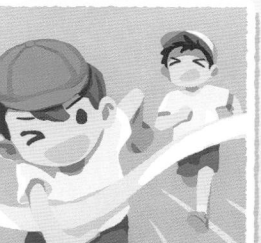

ピアノのえんそう会

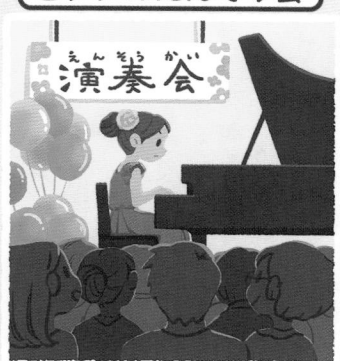

クラス発表会

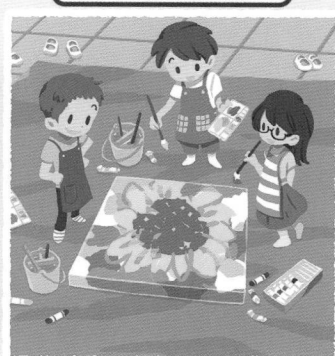

目標設定と活動計画

活動をふり返って

考えたこと

今後のこと

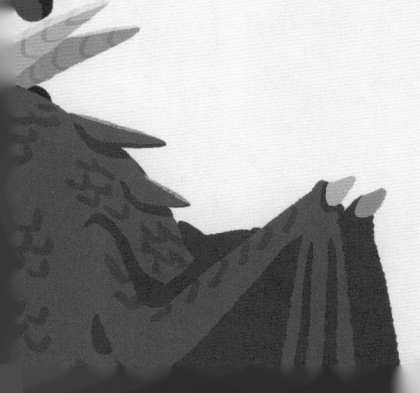

未来からのホーム・ステイ

なんと100年後の未来から、タイムマシンに乗って未来人がやってきました！
未来から過去を学びに来たんですって。この時代のはやりに興味しんしんです。

100年後の未来にはやっているもの
をしょうかいしてくれました。

100年後にはやっているものをしょうかいします。
キーワードは次の二つです。

ふわふわ
したもの

ゆっくりした
乗り物

具体的な説明

　一つめの「ふわふわ」は、さわり心地がふわふわしたものが人気だということです。
ぼくたちがふだん着ているのは、君たちの時代の宇宙服のように金属でできていま
す。これだと、光速で動く乗り物にもそのまま乗れて便利なんですが、ちょっとあ
きてしまったんですね。それで、昔の服、特にふわふわしたさわりごこちの服は人
気があって、ねだんも高いんです。

　二つめの「ゆっくり」も同じです。ぼくたちの時代は、
東京からアメリカのニューヨークまで1時間くらいで行け
ますが、どうにも味気ないんです。昔は東京から大阪まで
3時間くらいかかって、行く間に乗り物の中で食事をした
そうですね。わざと車をゆっくり運転して、とちゅうでだ
れかとおしゃべりしながら景色をながめたり、お弁当を食
べたりするのが、今、かっこいいといわれています。

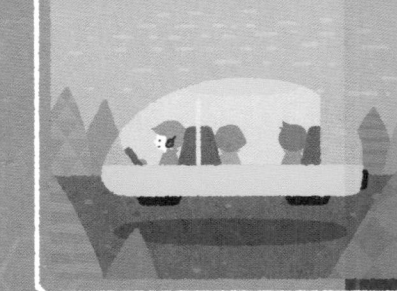

はやっている理由として考えられること

　ぼくたちの時代は、君たちの時代にかかえていた問題も解決して、科学や技術を
本当に便利に使えるようになっています。でも、しょうかいした二つのように、人
間はいつになっても過去の文化を楽しめるということなんじゃないでしょうか。

今、まわりではやっているものをしょうかいします。

はやっているもの　次の二つです。

具体的な説明

はやっている理由として考えられること

魔法使いのアイデア・ノート

あなたは、不思議な力で魔法薬を作ることのできる、魔法使い。

毎日、いろんな "おなやみ" をかかえた人たちが、あなたのもとをたずねてきます。

それぞれの "おなやみ" を解決するため、魔法薬を提案してあげよう。

船長

「最近、こしをいためてしまったんだ。船をこぐのがつらくて……。」

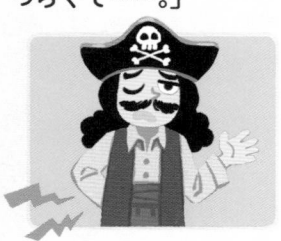

魔法薬の名前

ウォーター・ウォーカー

魔法薬の効果

水の上を歩けるようになる。

くわしい説明

この薬をくつにすりこむと、安定感と浮力のあるくつにたちまち変身する。そのため、体がしずむことなく、水の上を歩くことができる。

吸血鬼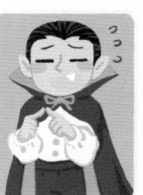

「きらいなニンニクが、あっという間においしいものに変身……なんて、できないかな？」

魔法薬の名前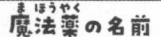

魔法薬の効果

くわしい説明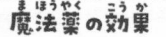

ゾンビ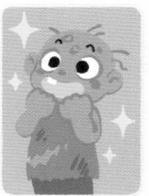

「未来の自分の姿を見てみたいな！」

魔法薬の名前

魔法薬の効果

くわしい説明

あなたなら、どんな魔法薬を作りたいか考えてみよう。

あなたの“おなやみ”

魔法薬の名前

魔法薬の効果

くわしい説明

魔法薬を入れるびんの形をかいてみよう

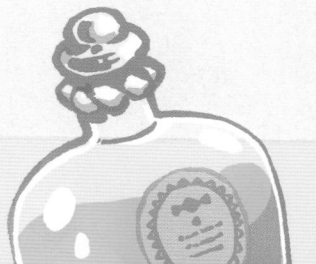
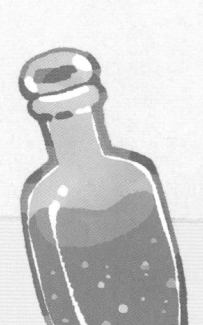
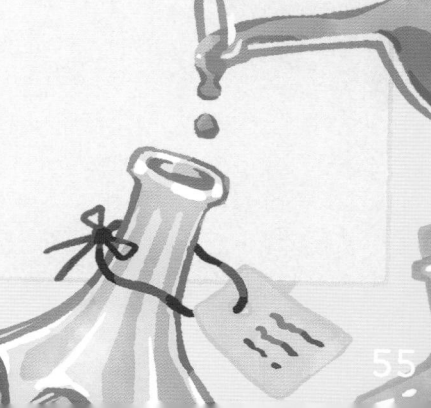

新発見、報告します！

博士は、林の中で不思議なたまごを見つけました。これは世紀の大発見にちがいありません！　じっくりとたまごを観察して、メモをとりました。観察文にまとめて、学会で報告するつもりです。

博士のメモを想像してみよう。

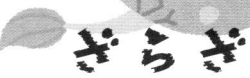

ぎらぎ

たまごの大きさ

ちょうど　　　　　　　　　　　　　　　　　　　　　　　と同じくらい。

たまごの形

たまごの色

たまごのもよう

さわったかんじ

びっくりする特ちょう

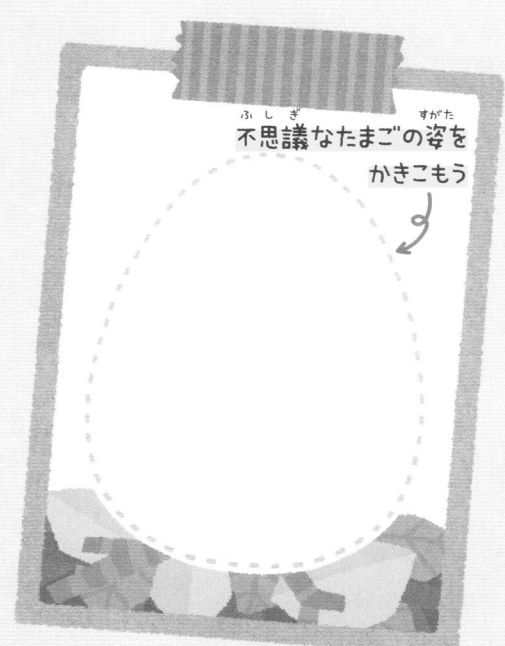

不思議なたまごの姿を
かきこもう

ごつごつ

先日、林で生き物の調査をしているとき、めずらしいたまごを見つけました。たいへんにおもしろい特ちょうがあり、世紀の大発見と言えるかと思います。

　　まず、大きさですが、＿＿＿＿＿＿＿＿＿＿＿＿＿＿＿＿＿＿＿＿。
形は＿＿＿＿＿＿＿＿＿＿＿＿＿＿、色が＿＿＿＿＿＿＿なので、
最初は＿＿＿＿＿＿＿＿＿＿＿＿＿＿＿＿かと思ったのですが、
よく見たら、＿＿＿＿＿＿＿＿＿＿＿＿＿＿＿＿＿＿＿＿＿＿。
手ざわりは＿＿＿＿＿＿しており、まるで＿＿＿＿＿のようです。
そして、おどろいたことに、＿＿＿＿＿＿＿＿＿＿＿＿＿＿

＿＿＿＿＿＿＿＿＿＿＿＿＿＿＿＿＿＿＿＿＿＿＿＿＿＿＿＿＿

＿＿＿＿＿＿＿＿＿＿＿＿＿＿＿＿＿＿という特ちょうがあります。
わたしは、その理由として、＿＿＿＿＿＿＿＿＿＿＿＿＿＿

＿＿＿＿＿＿＿＿＿＿＿＿＿＿＿＿＿＿＿＿＿＿＿＿＿＿＿＿＿

＿＿＿＿＿＿＿＿＿＿＿＿＿＿＿＿＿＿＿＿＿ではないかと考えています。

　　これから大事に温めていたら、たまごが割れて、そこからひなが生まれるでしょう。ひなが生まれたら、観察結果をまとめて、また、みなさんに発表したいと思います。

すべすべ

とげとげ

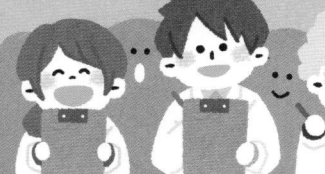
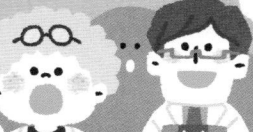
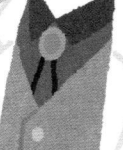

この人がいいと思います！

モンスター・タウンでは次のハロウィンに向けてミーティング中。どんなふうに人間たちをこわがらせるか、あれこれ意見をかわしながら、やる気に燃えています。

意見(いけん)に耳をかたむけてみよう。

わたしは、ぜひ次のハロウィンは、かぼちゃのお化けのジャック・オー・ランタンさんにがんばっていただきたいと思っています。

ジャック・オー・ランタンさんはどんなモンスターか

なんといっても、ハロウィンを代表する存在(そんざい)です。かれがいなくては「このお祭り、なんだっけ？」といわれかねません。

ランタンさんの良いところ

中に火をともすので、夜、暗いところでも目立ちます。最近(さいきん)は陽気な顔のランタンさんも作られて、こわさがうすれてきたともいわれていますが、ちゃんと作ったランタンさんの顔がほのおで夜道にうかぶと本当にこわいです。

ジャック・オー・ランタ

説得力(せっとくりょく)のあるエピソード

以前(いぜん)、「おれはなにもこわくない。」と言っていた村の男もいましたが、みんなと別れて(わかれて)家に向かう夜道でランタンさんがぐっと顔を出したら、こしをぬかしてしまったそうです。

ランタンさんがハロウィンの中心人物になったなら

ランタンさんなら、「しんしゅつきぼつ」。身軽にあちこちに顔を出して、暗い中でニヤリと不気味な笑い(わらい)を見せることができるでしょう。結果(けっか)として、ハロウィンがますますこの国でさかんになり、ほかのメンバーも活やくしやすくなります。

このようなわけで、わたしは、次のハロウィンでは、ランタンさんを活動の中心人物とすることを、ぜひにとすいせんいたします。

ハロウィンで人間をこわがらせるには、どのモンスターを中心にするといいかな？　あなたもすいせんしてみよう。

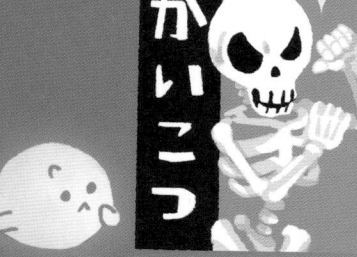
がいこつ

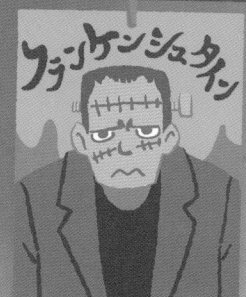
フランケンシュタイン

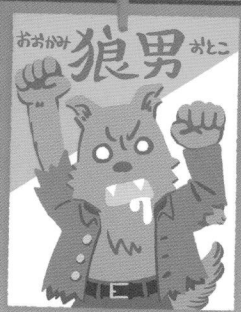
おおかみ男

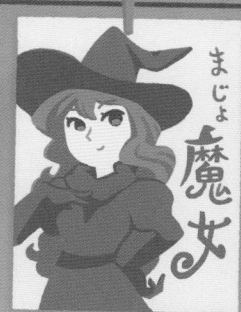
まじょ

わたしは、ぜひ次のハロウィンは、＿＿＿＿＿＿＿＿＿＿＿＿＿＿＿＿＿に
がんばっていただきたいと思っています。

そのモンスターはどんなモンスターか

そのモンスターの良いところ

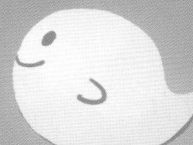

説得力のあるエピソード

そのモンスターがハロウィンの中心人物になったなら

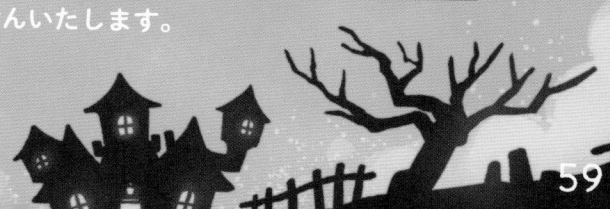

このようなわけで、わたしは、次のハロウィンでは、＿＿＿＿＿＿＿＿＿を
活動の中心人物とすることを、ぜひにとすいせんいたします。

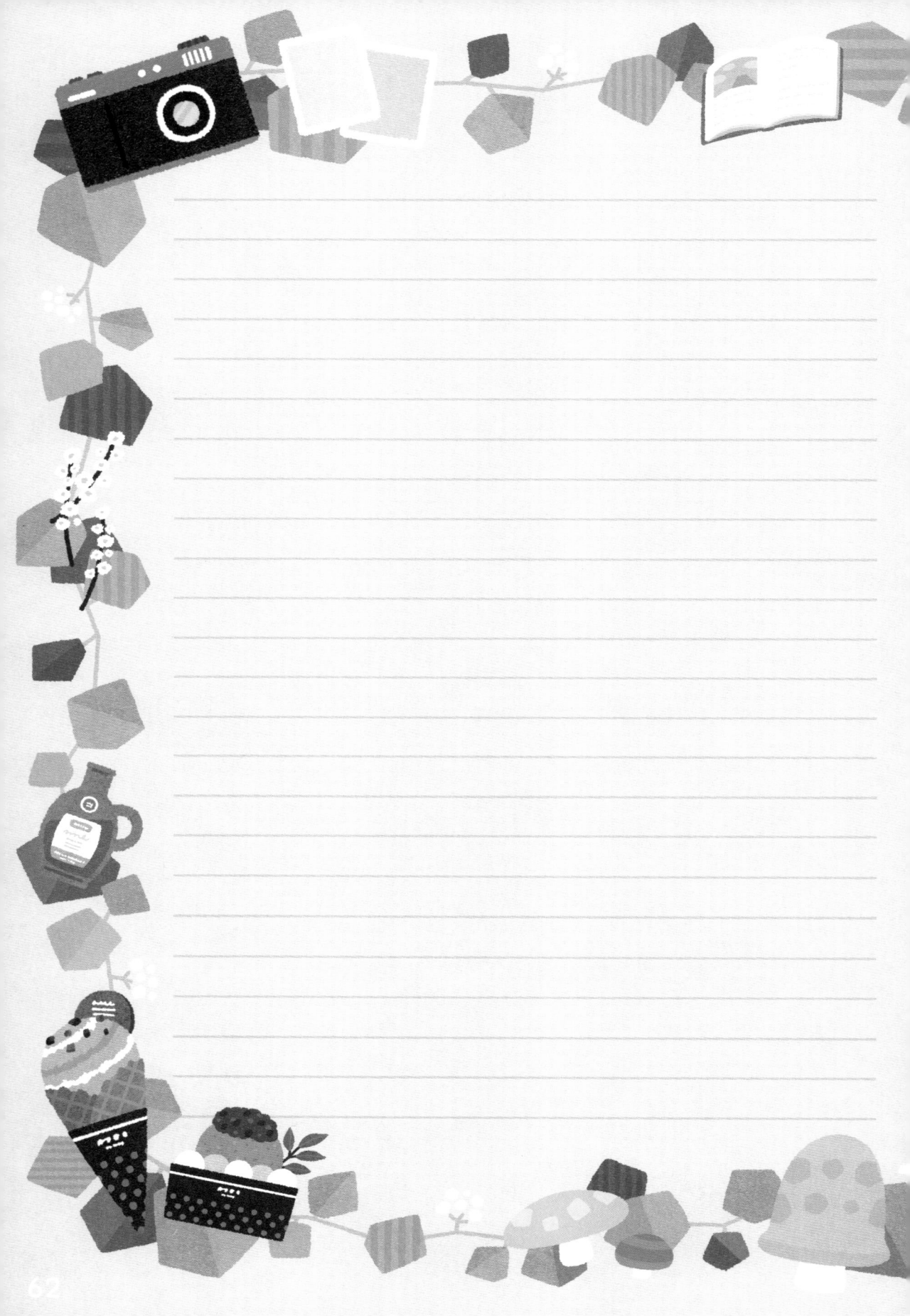

空想作文ドリル

2021 年 7 月 20 日　第 1 刷発行
2022 年 7 月 25 日　第 5 刷発行

発行人　　志村俊幸
編集人　　志村俊幸
編集長　　小椋恵梨
編集担当　石本智子
発行所　　株式会社 学研プラス
　　　　　〒141-8415
　　　　　東京都品川区西五反田 2-11-8
データ作成　株式会社 四国写研
印刷所　　株式会社 リーブルテック

◆この本に関する各種お問い合わせ先

・本の内容については、下記サイトのお問い合わせ
　フォームよりお願いします。
　https://gakken-plus.co.jp/contact/
・在庫については　Tel 03-6431-1199（販売部直通）
・不良品（落丁、乱丁）については
　Tel 0570-000577　学研業務センター
　〒354-0045 埼玉県入間郡三芳町上富 279-1
・上記以外のお問い合わせは
　Tel 0570-056-710（学研グループ総合案内）

学研の書籍・雑誌についての新刊情報・詳細情報は、
下記をご覧ください。
学研出版サイト　https://hon.gakken.jp/

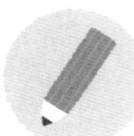

あなた

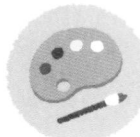

イラスト

ao

すがわらあい

中村友香里

もなか（株式会社エイコードバンク）

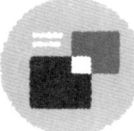

表紙・本文デザイン

齋藤友希（トリスケッチ部）

執筆・校正協力

株式会社 エイティエイト、
佐藤玲子、田中裕子

企画編集

石本智子（株式会社 学研プラス）

読者アンケートご協力のお願い

ご協力いただいた方のなかから抽選でギフト券（500
円分）をプレゼントさせていただきます。

アンケート番号：　305014

※アンケートは予告なく終了する場合がございます。

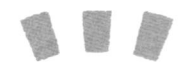

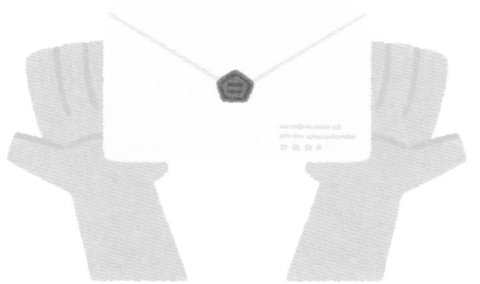

空想作文ドリル
書き方の例（れい）

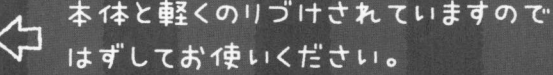

本体と軽くのりづけされていますので、
はずしてお使いください。

文章の書き方1

自己しょうかいをしてください

もしも、自分が「あの人」だったら……。そんなふうに想像したことはありませんか？
あこがれのあんな人やこんな人になりきって、自己しょうかいをしてみましょう！

わたしは、みんなに大人気の歌手です。

芸名は　遠山はるか　といいます。
え、サインがほしいって？
じゃ、ちょっとここにサインしますね。
ほら、これです。すてきでしょ！

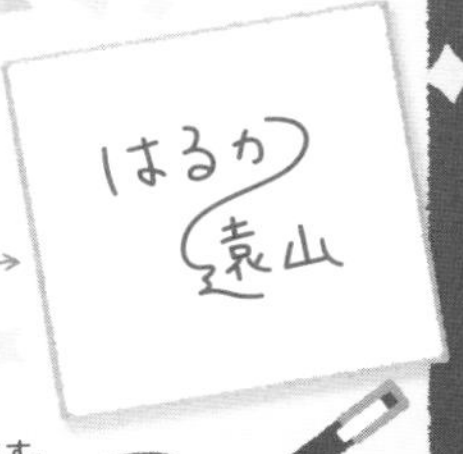

色紙にサインをかきこもう

はるか
遠山

ないしょですけど、わたしの本名は、
　近川はる　といいます。

自分の歌でいちばん好きな曲の名前は
「　風の行方　」です。
この歌を歌うときは、
　青空にうかぶ雲　を
思いうかべながら歌っています。
そして、聞いている人に
　明日もがんばろう　と
思ってほしいです。

わたしは、サッカーの選手です。

所属チーム名は　星川シャインズ　です。
チームのユニフォームの絵をかきましょうか。
ほら、これです。かっこいいでしょ！

ユニフォームにもようをかきこもう

サッカーを始めたきっかけは、　お父さんが
サッカーボールを買ってくれたから　です。
これからも、　日本一のチームになること　を目指して、
がんばっていきたいと思います。

わたしは、カフェの店長です。

わたしのお店のおすすめの料理は、
　オムレツ　です。
お客様からも、
「　ふわふわでとてもおいしい。　」と
大人気なんですよ。
お皿に料理をかきこもう
この仕事をしていて、いちばんうれしいのは、
　お客様が喜んでくれる　ときです。
今後は　お店を大きくしたい　と考えています。
そのときは、ぜひ　おうえんして　くださいね！

6

文章の書き方2

宝石を守れ！

怪盗Xから、美術館の宝石をねらった予告状が届きました。今にも宝石をぬすみ出
そうと、どこかにかくれているみたい！

予告状
この美術館に展示されている
宝石、「王妃の赤いネックレス」
をいただきにまいります。
怪盗X

怪盗Xがかくれることができそうなところを推理してみよう。

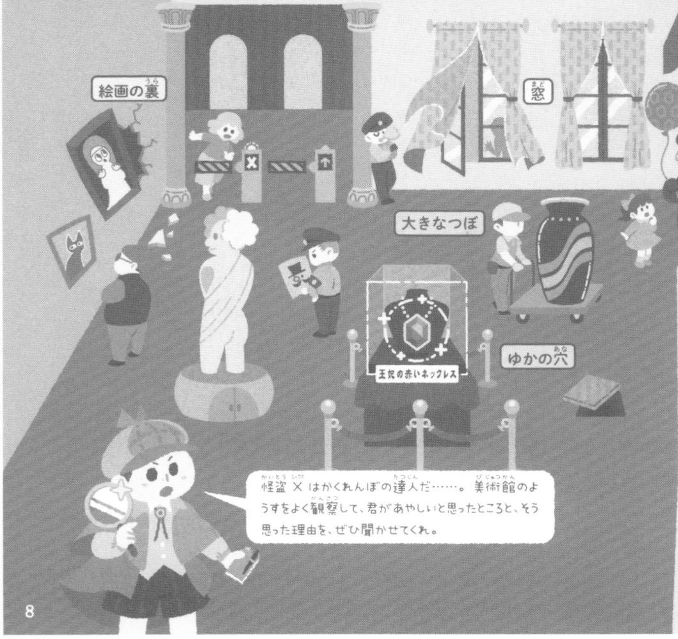

天じょうのとて

絵画の裏　窓　観葉植物

大きなつぼ　着ぐるみ

ゆかの穴　王妃の赤いネックレス

SHOP

怪盗Xはかくれんぼの達人だ……。美術館のよ
うすをよく観察して、君があやしいと思ったところと、そう
思った理由を、ぜひ聞かせてくれ。

推理1
わたしがあやしいと思うのは、　大きなつぼ　です。
なぜなら、　かくれることができるほど大きい　からです。

推理2
わたしがあやしいと思うのは、　天じょうのとびら　です。
なぜなら、　ロープが垂れ下がっている　からです。

推理3
わたしがあやしいと思うのは、　絵画の裏　です。
なぜなら、　かべに大きな穴があいている　からです。

8

2

◆複数の文（4文）から成る文章を作り、ひとまとまりの意味を持たせる。
◆つながりを意識して、複数の文（4文）から成る流れ（展開）のある文章を作る。

文章の書き方 3

さあ、たいへん。どうしよう！

とあるパン屋さんで、見習い修業中のボルトさん。今日は店長さんがお出かけなので、ひとりで店番をしています。でも、あっちもこっちも手がまわりません！

どんなことが起きているか伝えてみよう。

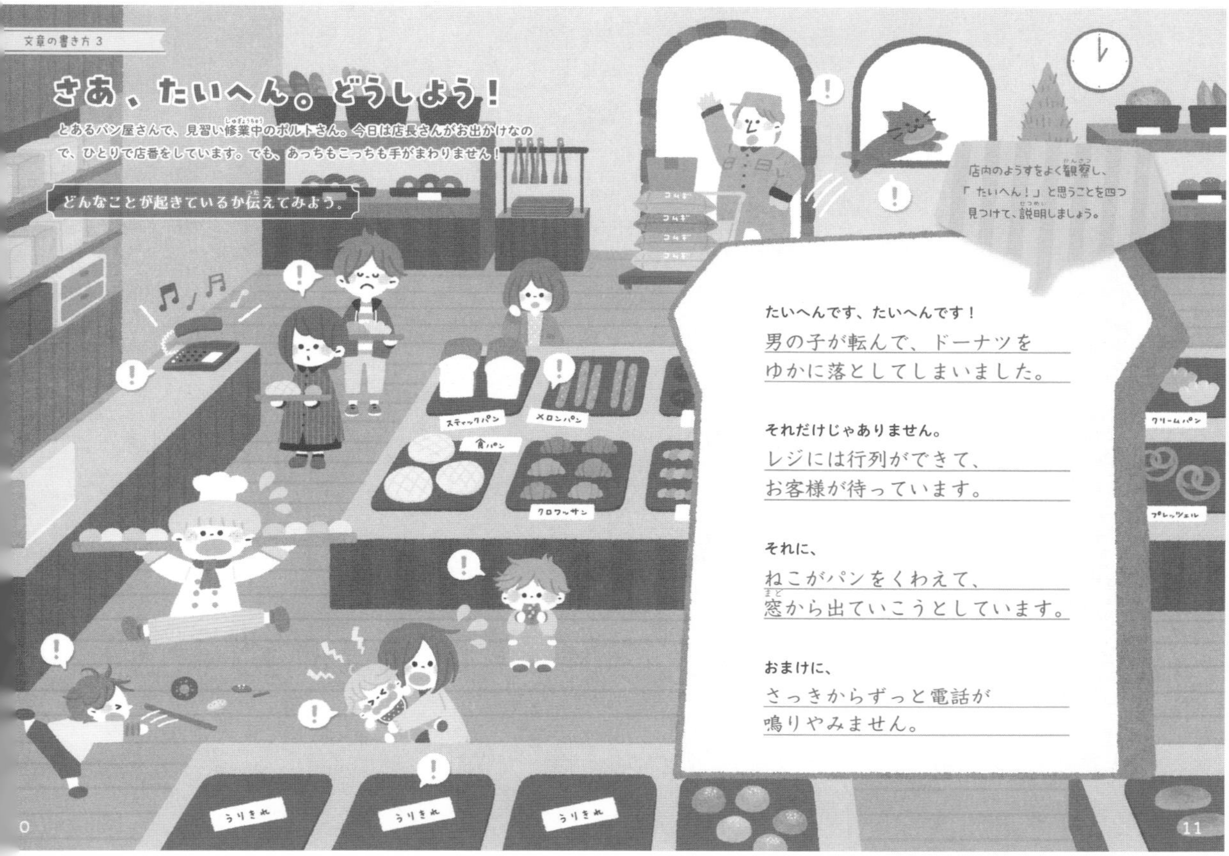

店内のようすをよく観察し、「たいへん！」と思うことを四つ見つけて、説明しましょう。

たいへんです、たいへんです！
男の子が転んで、ドーナツを
ゆかに落としてしまいました。

それだけじゃありません。
レジには行列ができて、
お客様が待っています。

それに、
ねこがパンをくわえて、
窓から出ていこうとしています。

おまけに、
さっきからずっと電話が
鳴りやみません。

0

11

文章の書き方 4

なにがあって、どうなった？

ある日のできごとをとった写真を、うっかり落としてしまいました。急いで拾い集めましたが、写真の順番がわかりません。いったいどんなできごとだったのでしょう。

できごとの順番を考えて◯に番号を書きこみ、お話にしてみよう。

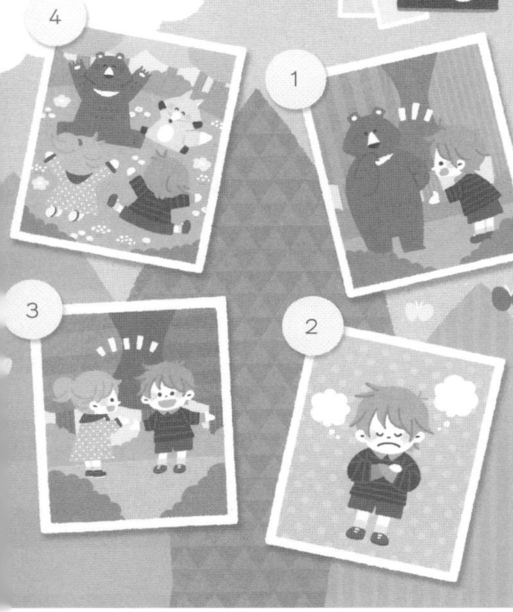

できごとの流れを想像しながら書くと、お話ができあがります。つなぎ言葉を使って、文章をつなげましょう。

◯ につなぎ言葉を入れよう。

すると	そうしたら	だから
でも	ようやく	そこで
ところが	しだいに	最後に

4

1

3

2

1 ある日
男の子はくまと話していて、
今日がくまの誕生日だと知りました。

2 ところが
どんなふうにお祝いしようか、
男の子にはなかなか思いつきません。

3 そこで
女の子に相談して、パーティーを
開くことにしました。

4 すると
くまは大喜びで、とても楽しい
誕生日の思い出ができました。

13

3

文章の書き方5

どんな気持ち？

シンくんは、なんでも知りたがりな男の子。あちこちのぞいては、その人やその動物がどんな気持ちかを想像します。今日も、学校の帰りにいろいろなものに出会いました。

人や動物がどんな気持ちかを想像して、ひとことを書こう。

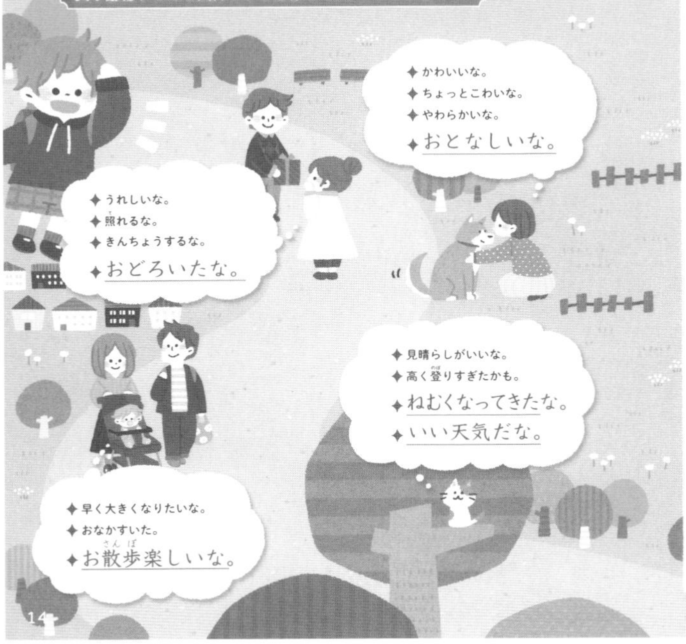

◆ かわいいな。
◆ ちょっとこわいな。
◆ やわらかいな。
◆ おとなしいな。

◆ うれしいな。
◆ 照れるな。
◆ きんちょうするな。
◆ おどろいたな。

◆ 見晴らしがいいな。
◆ 高く登りすぎたかも。
◆ ねむくなってきたな。
◆ いい天気だな。

◆ 早く大きくなりたいな。
◆ おなかすいた。
◆ お散歩楽しいな。

シンくんとおばあちゃんの気持ちを想像して、お話を作ってみよう。

ある日、シンくんが学校から帰ってくると、
リビングから、なにかのにおいがしてきました。
「　こうばしい　　　　においだな。」と
思って、リビングに入っていくと、なんと、
シンくんの大好きな　チョコクッキー　でした。
「　いただきます　　　！」と言って、
さっそく食べようとすると、おばあちゃんは、
「そんなにあわてて食べようとするなんて。」と
　ほほえんで　　いました。
シンくんは、
「　おいしいね　。」と言って食べながら、
「今度は自分でも作ってみよう。」
と思いました。

| あまい |
| こうばしい |
| すっぱい |
| さわやかな |
| こげくさい |
| おいしそうな |

| おどろいて |
| ほほえんで |
| あきれて |
| 照れて |
| 感激して |
| あせって |

14

文章の書き方6

いつ どこで だれが なにをした

旅をしていたら、ぬまから出てきた大きなへびにこんな課題をつきつけられました。
「あみだくじを引いて、選んだとおりの文を作り、どういうことか説明しろ。」

「いつ」をどれかひとつ選んだら、線のとおりにたどっていこう。

いつ	遠い昔	夜おそくに	日曜日に	朝	きのう	学校帰り
どこで	湖で	山のてっぺんで	森で	公園で	古いお屋しきで	家の前で
だれが	おばあさんが	ゆうれいが	先生が	サッカー選手が	ティラノサウルスが	子ねこが
なにをした	さけんだ	逆上がりをしていた。	宇宙人と会った。	くやし泣きをした。	おふろに入った。	いんせきを見た。

選んだカードをつないで、ひとつの文にしよう。

| いつ | どこで | だれが | なにをした |
| 朝 | 山のてっぺんで | 先生が | さけんだ。 |

文の内容を絵にかいてみよう。

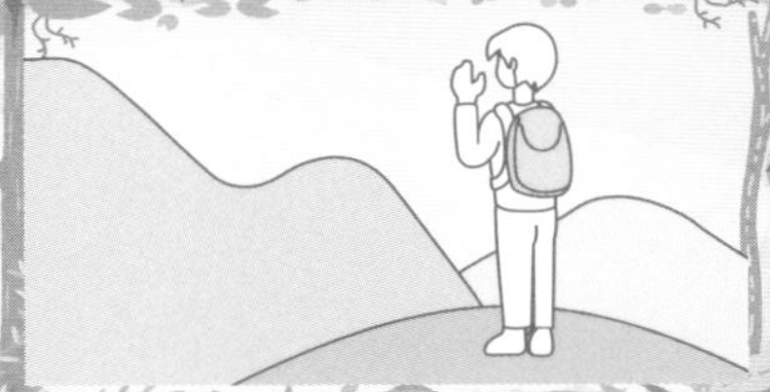

文の内容を説明してみよう。

　先生は、朝早く、人があまりいない時間に、山のてっぺんでさけんでみて、本当に山びこが返ってくるのかを確かめたかったのだ。

なぜ、そのとき、
その場所で、
その人は、
そんなことしたのかな。

16

◆ 文章に理由説明の表現を入れる。
◆ 接続語を理解し、順番を意識した文章を書く。

章の書き方7

これにはわけがあるんです

メメは、やさしくてちょっぴりシャイな女の子。今日はずいぶん困ったようすで、家に帰ってきました。いったいなにがあったのでしょうか。

メメになったつもりで、理由を話してみよう。

ああ、かわいくて人なつっこいね。
飼い主はどうしたんだろう？

きっとはぐれてしまったんだと思う。
というのも、だれかをさがすようにあたりを
見回していたから。助けてあげたくて、
連れて帰ってきたよ。

おかえり。ずいぶん帰りがおそかったね。
それに顔も服もどろだらけじゃないか。いったい、どうしたんだい？

それじゃあ、送り届けてあげなくちゃ。
どこの家に行けばいいかな？

ただいま。
だって、帰り道で犬と出会ったんだもの。
遊んでいたら、雨上がりのぬかるんだ
土ですっかりよごれてしまったの。

向かいのおばあさんのおうちじゃないかな。
なぜなら、首輪(くびわ)に名前が書いてある
から。おばあさんが庭でよく「コロ！」
ってよんでいたのを覚(おぼ)えているよ。

19

章の書き方8

料理(りょうり)をしよう！

今日はこのキッチンを自由に使ってかまいません。材料(ざいりょう)も道具も使い放題(ほうだい)です。
さて、あなたなら、どれを使って、どんな料理にしますか？

オリジナルレシピを考えよう。

練る
まぜる
わかす
切る
にる
焼く
いためる
むす
温める

ホットケーキタワー の作り方

まず、　ホットケーキ　を
何枚(なんまい)も何枚(なんまい)も焼(や)きます　。
次に、　ジャムやクリーム　を
はさみながら積み重ねます　。
最後(さいご)に、　メープルシロップ　を
いちばん上から注ぎます　。

◆味付(あじつ)けのポイントは、
ホットケーキを
焼(や)くときに、
たっぷりバター
を使うこと。

◆食(しょく)たくに出すときは、
たおしてしまわ
ないように、
そうっと運び
ます。

ふふふ、あたしならどうするかって？
まず、たまごをといた液を、流れ星のまわりにまんべん
なくつける。次に、そのまわりに空の雪をすきまなく
まぶす。足りなくなった5手をのばして空の雪を取れば
いいからね。最後に、それを油であげればスペシャ
ルな流れ星の天ぷらのできあがり！
味付けのポイントは、やっぱり雲だね。どこの
雲にするかで味も変える。食たくに出すときは、
大皿に山のように盛り上げるぞ。

21

5

文章の書き方 9

水族館は、今日もにぎやか

水族館のペンギンたちは、お話が大好き。
今日も元気に、いろいろなお話をしています。

ペンギンたちはどんなことを話しているかな？

あれって
ドローンかな？

そっちの魚のほうが
大きくない？

この子がぼくのことを
好きだって！

どうやるの？

こうやるの！

その飲みものって
おいしい？

あのおじさんは、
魚をくれるよ。

こっちに
迷子がいるよ！

どの人に
言えばいいかな？

22

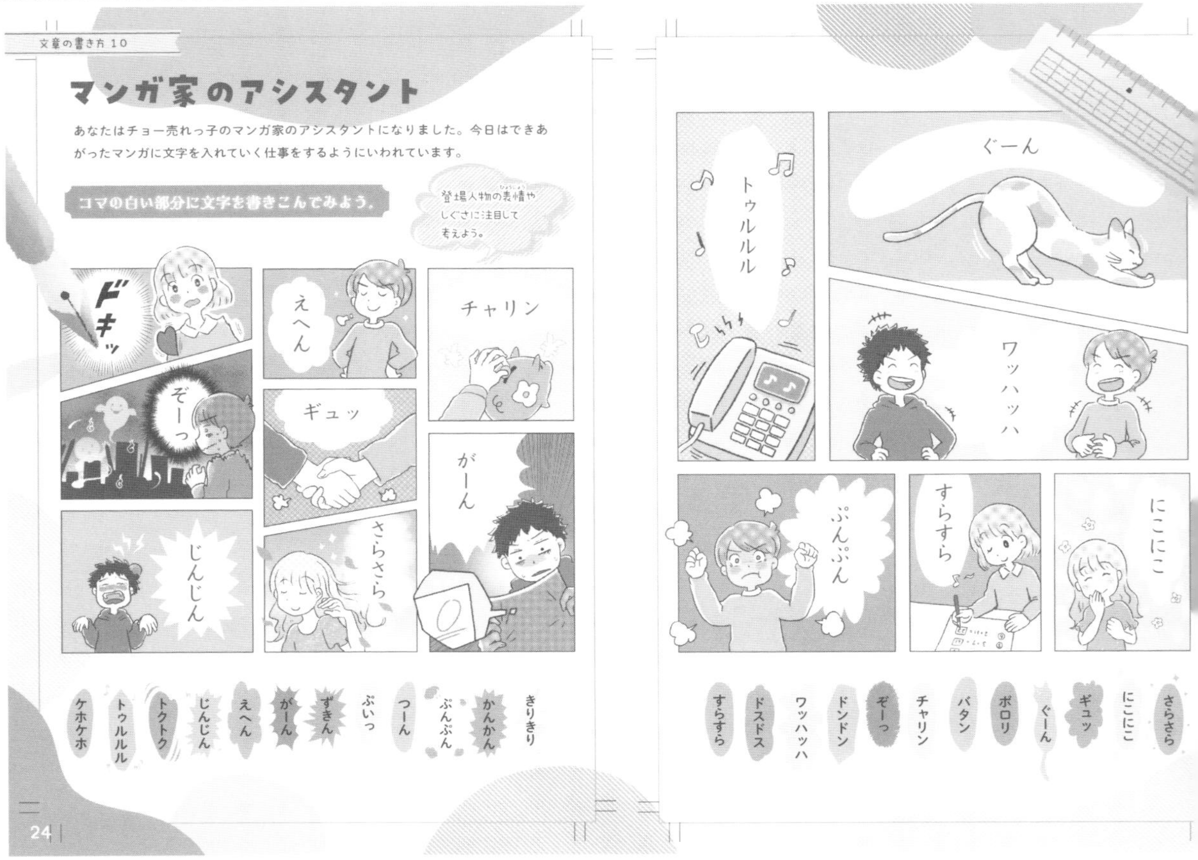

文章の書き方 10

マンガ家のアシスタント

あなたはチョー売れっ子のマンガ家のアシスタントになりました。今日はできあがったマンガに文字を入れていく仕事をするようにいわれています。

コマの白い部分に文字を書きこんでみよう。

登場人物の表情や
しぐさに注目して
考えよう。

ドキッ

えへん

チャリン

ぞーっ

ギュッ

がーん

じんじん

さらさら

トゥルルル

ぐーん

ワッハハ

ぷんぷん

すらすら

にこにこ

ケホケホ　トゥルルル　トクトク　じんじん　えへん　がーん　すきん　ぷいっ　つーん　ぷんぷん　かんかん　きりきり

すらすら　ドスドス　ワッハハ　ドンドン　ぞーっ　チャリン　バタン　ポロリ　ぐーん　ギュッ　にこにこ　さらさら

24

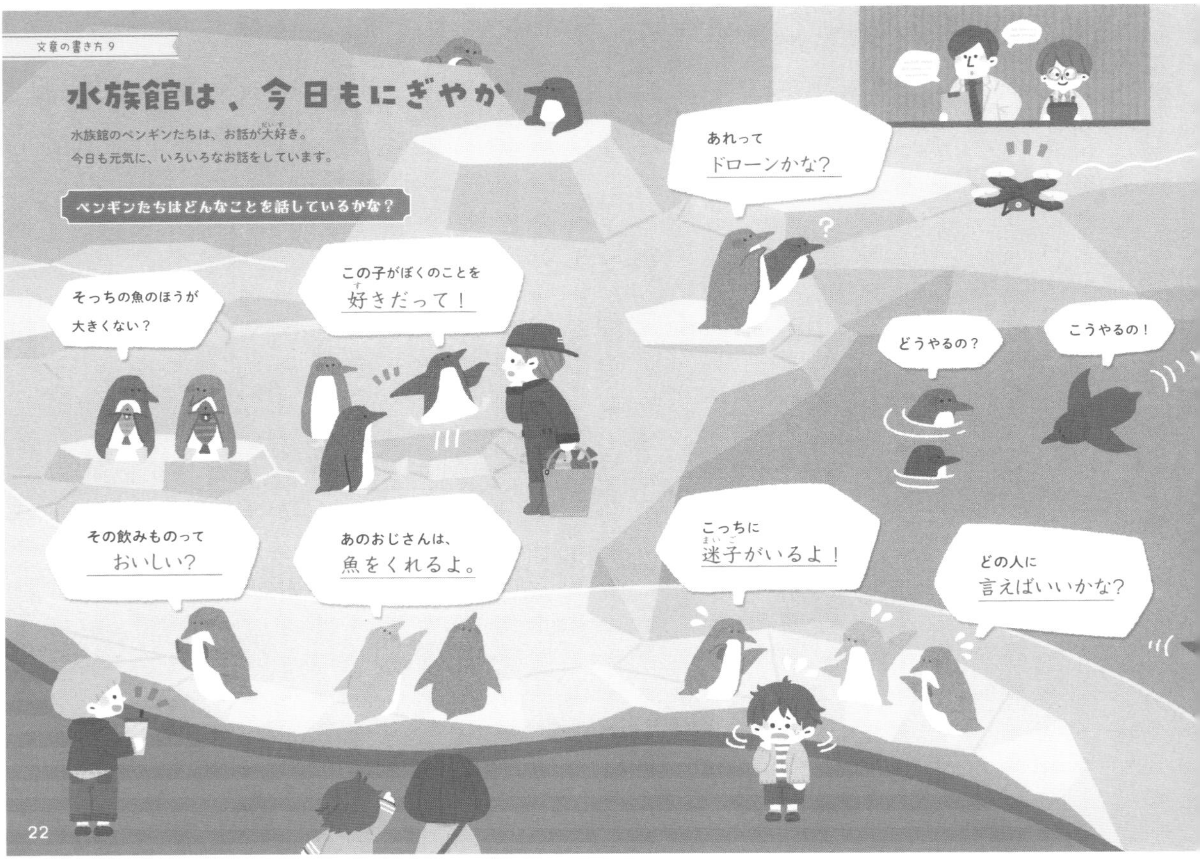

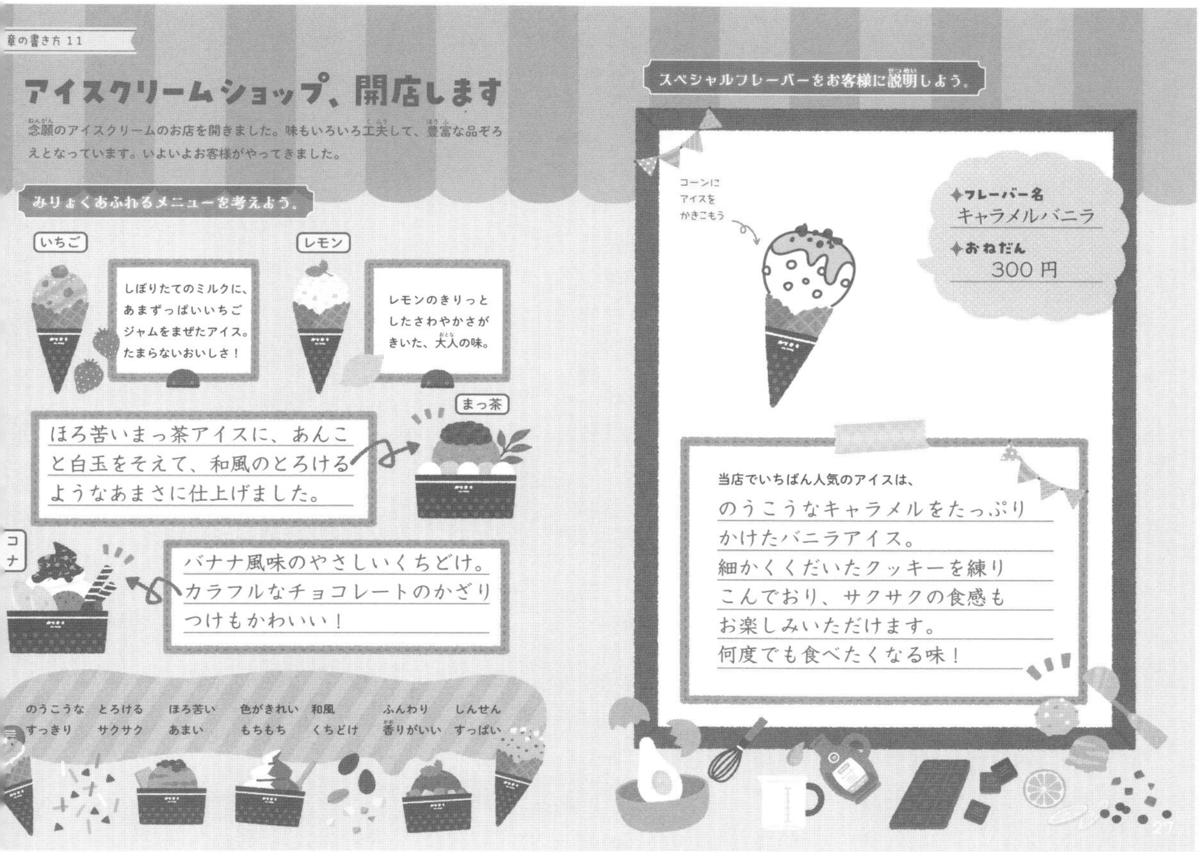

章の書き方 11

アイスクリームショップ、開店します

念願のアイスクリームのお店を開きました。味もいろいろ工夫して、豊富な品ぞろえとなっています。いよいよお客様がやってきました。

みりょくあふれるメニューを考えよう。

いちご
> しぼりたてのミルクに、あまずっぱいいちごジャムをまぜたアイス。たまらないおいしさ！

レモン
> レモンのきりっとしたさわやかさがきいた、大人の味。

> ほろ苦いまっ茶アイスに、あんこと白玉をそえて、和風のとろけるようなあまさに仕上げました。

まっ茶

コーン
> バナナ風味のやさしいくちどけ。カラフルなチョコレートのかざりつけもかわいい！

のうこうな　とろける　ほろ苦い　色がきれい　和風　　　ふんわり　しんせん
すっきり　　サクサク　あまい　　もちもち　くちどけ　香りがいい　すっぱい

スペシャルフレーバーをお客様に説明しよう。

コーンにアイスをかきこもう

◆フレーバー名
キャラメルバニラ

◆おねだん
300 円

当店でいちばん人気のアイスは、
のうこうなキャラメルをたっぷり
かけたバニラアイス。
細かくくだいたクッキーを練り
こんでおり、サクサクの食感も
お楽しみいただけます。
何度でも食べたくなる味！

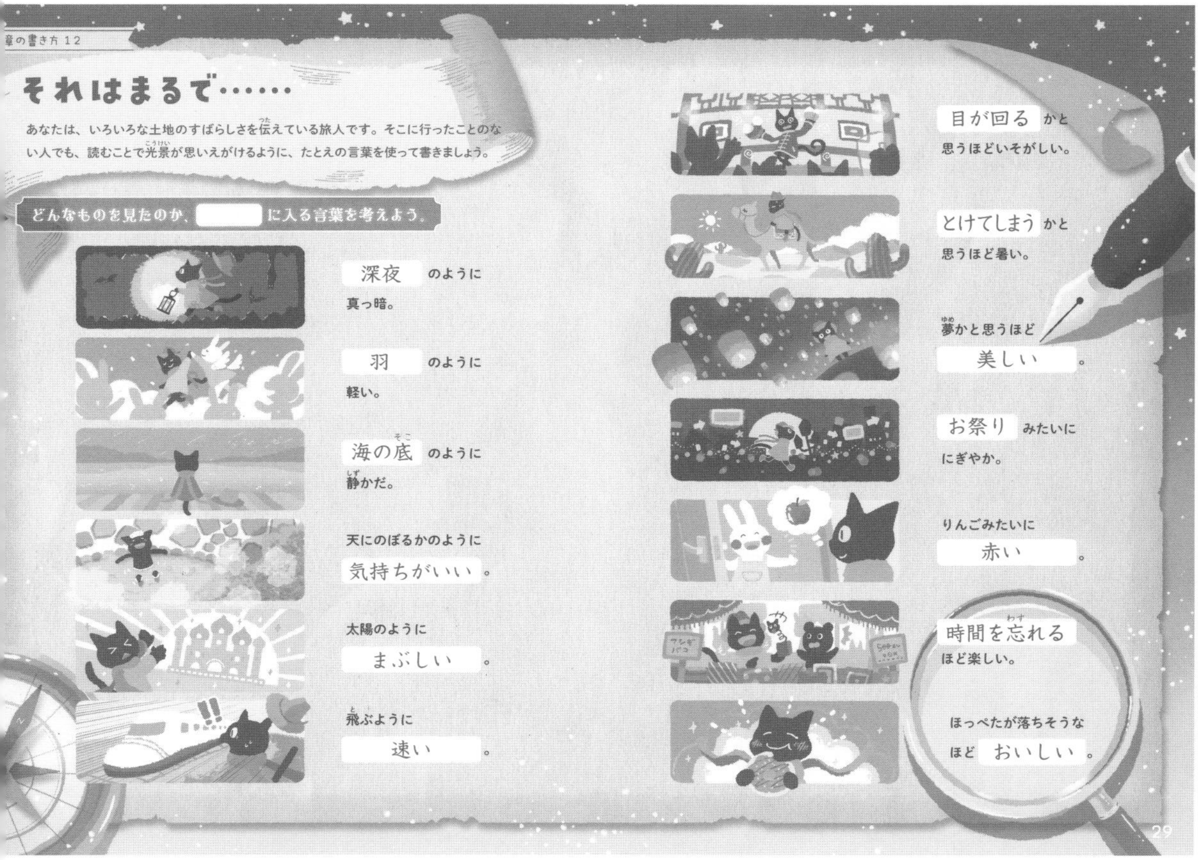

章の書き方 12

それはまるで……

あなたは、いろいろな土地のすばらしさを伝えている旅人です。そこに行ったことのない人でも、読むことで光景が思いえがけるように、たとえの言葉を使って書きましょう。

どんなものを見たのか、□□に入る言葉を考えよう。

深夜 のように
真っ暗。

羽 のように
軽い。

海の底 のように
静かだ。

天にのぼるかのように
気持ちがいい。

太陽のように
まぶしい。

飛ぶように
速い。

目が回る かと
思うほどいそがしい。

とけてしまう かと
思うほど暑い。

夢かと思うほど
美しい。

お祭り みたいに
にぎやか。

りんごみたいに
赤い。

時間を忘れる
ほど楽しい。

ほっぺたが落ちそうな
ほど おいしい。

29

7

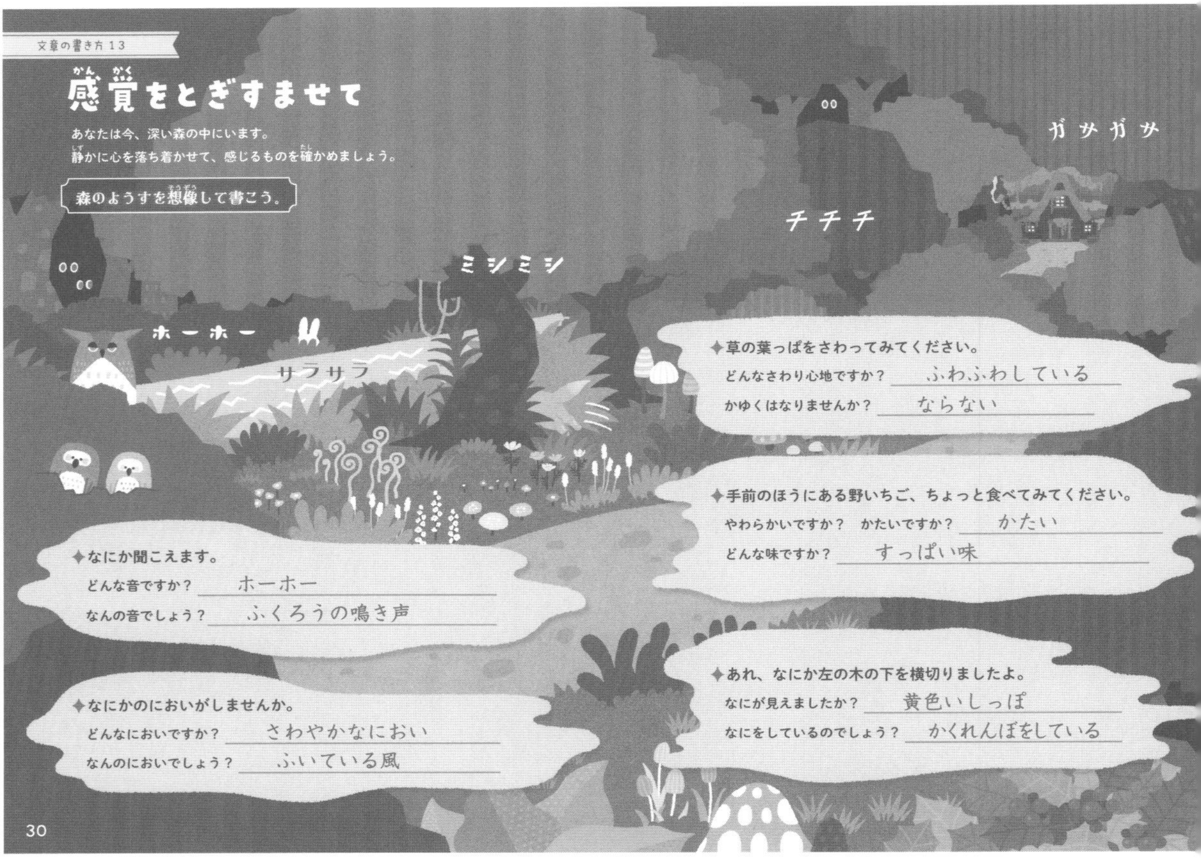

文章の書き方13

感覚をとぎすませて

あなたは今、深い森の中にいます。
静かに心を落ち着かせて、感じるものを確かめましょう。

森のようすを想像して書こう。

ガサガサ

チチチ

ミシミシ

ホーホー

サラサラ

◆草の葉っぱをさわってみてください。
どんなさわり心地ですか？　ふわふわしている
かゆくはなりませんか？　ならない

◆手前のほうにある野いちご、ちょっと食べてみてください。
やわらかいですか？　かたいですか？　かたい
どんな味ですか？　すっぱい味

◆なにか聞こえます。
どんな音ですか？　ホーホー
なんの音でしょう？　ふくろうの鳴き声

◆なにかのにおいがしませんか。
どんなにおいですか？　さわやかなにおい
なんのにおいでしょう？　ふいている風

◆あれ、なにか左の木の下を横切りましたよ。
なにが見えましたか？　黄色いしっぽ
なにをしているのでしょう？　かくれんぼをしている

30

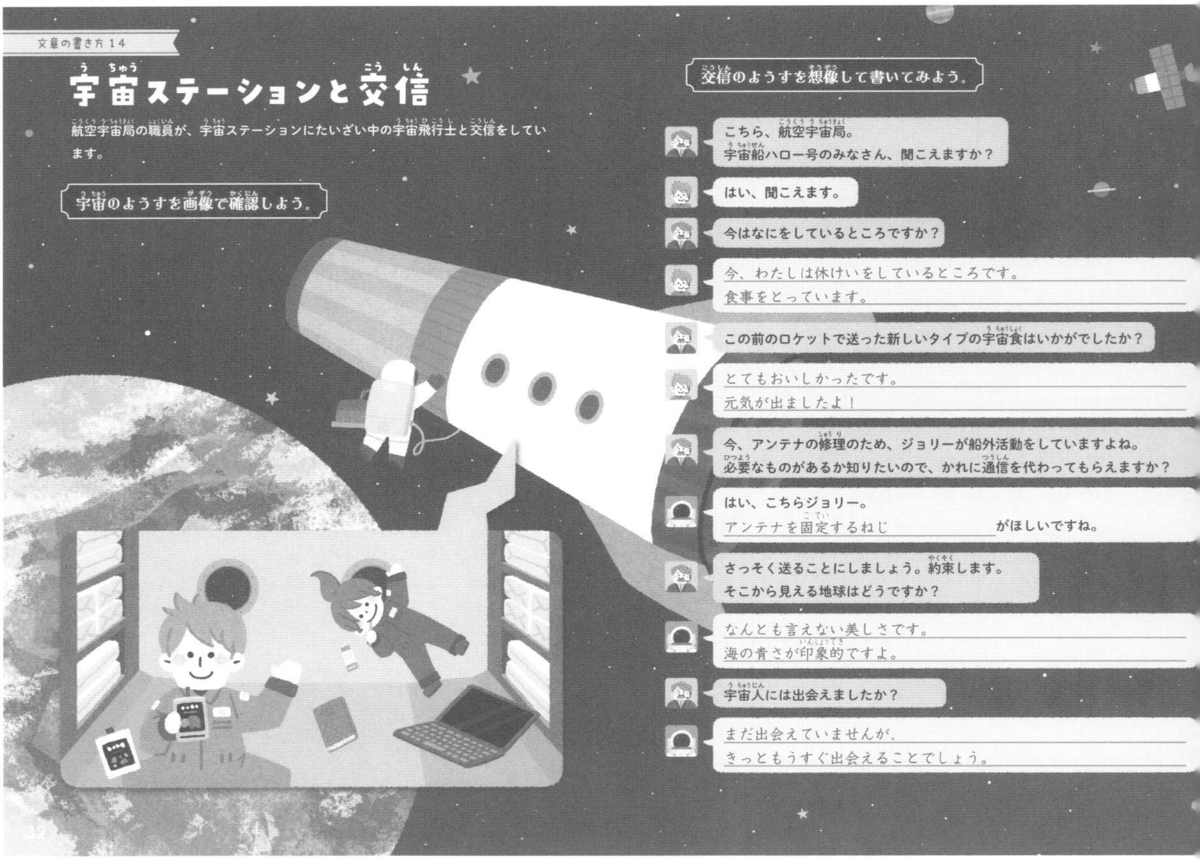

文章の書き方14

宇宙ステーションと交信

航空宇宙局の職員が、宇宙ステーションにたいざい中の宇宙飛行士と交信しています。

宇宙のようすを画像で確認しよう。

交信のようすを想像して書いてみよう。

こちら、航空宇宙局。
宇宙船ハロー号のみなさん、聞こえますか？

はい、聞こえます。

今はなにをしているところですか？

今、わたしは休けいをしているところです。
食事をとっています。

この前のロケットで送った新しいタイプの宇宙食はいかがでしたか？

とてもおいしかったです。
元気が出ましたよ！

今、アンテナの修理のため、ジョリーが船外活動をしていますよね。
必要なものがあるか知りたいので、かれに通信を代わってもらえますか？

はい、こちらジョリー。
アンテナを固定するねじ　がほしいですね。

さっそく送ることにしましょう。約束します。
そこから見える地球はどうですか？

なんとも言えない美しさです。
海の青さが印象的ですよ。

宇宙人には出会えましたか？

まだ出会えていませんが、
きっともうすぐ出会えることでしょう。

8

問題のねらい ◆状況を説明する文章を書く。 ◆盛り上がる描写などを工夫して表現する。
◆主人公を考えて、物語を書く。

文章の書き方 15

実きょう中けい

テレビやラジオの中けいでは、ルールなどを知らない人にもわかりやすく、知っている人にはよりおもしろくなるように工夫して、試合のようすを解説します。

ある日の野球中けいのようすを見てみよう。

アナウンサー	今日は天下分け目の戦いともいえる重要な一戦が行われます。解説は元シャインズの名ピッチャー・福島さんです。どうぞよろしくお願いします。
解説者	こちらこそ、よろしくお願いします。
アナウンサー	この試合でラビッツが勝てば、クライマックスシリーズ進出が確定ですね。
解説者	ピッチャーの松本が調子を上げてきていますので、期待できるかと思います。
アナウンサー	一回の表。シャインズのこうげきで試合が始まります。
解説者	シャインズのバッターの大野は、今期入団したばかりの新人です。
アナウンサー	さあ、ピッチャー、ふりかぶって、第一球、ストライク。……続いて第二球もストライク。大野はちょっとふりおくれているでしょうか。
解説者	きんちょうしているようですね。
アナウンサー	第三球もストライク。バッター三しんで、ワンアウトです。次のバッターは、川田です。
解説者	川田と松本は、高校時代同じ学校のチームメイトでした。
アナウンサー	六年前の高校野球大会で準優勝していますね。さあ、旧友どうしの対決はどうでしょうか。おーっと！ 川田、いきなり初球を打ちました！ ぐんぐんのびていって……ホームラン！ シャインズ先制です！1点を取りました。
解説者	ピッチャーの松本くん、内角をねらうするどい投球だったのですが、川田くんの勢いのほうが上回っていましたね。よい勝負を見せてもらいました。

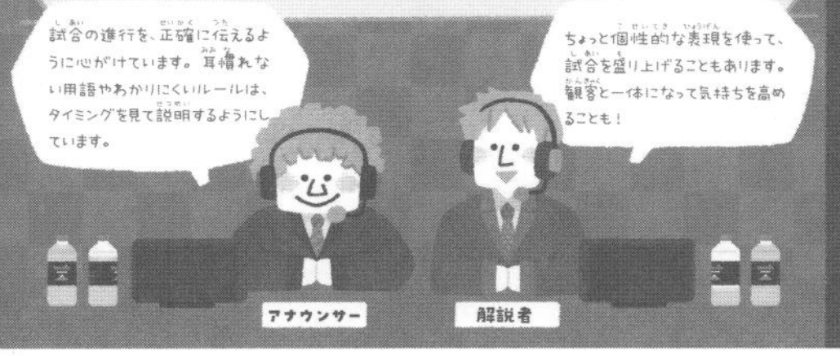

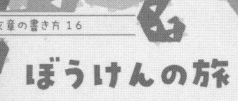

試合の進行を、正確に伝えるように心がけています。専門的ない用語やわかりにくいルールは、タイミングを見て説明するようにしています。

ちょっと個性的な表現を使って、試合を盛り上げることもあります。観客と一体になって気持ちを高めることも！

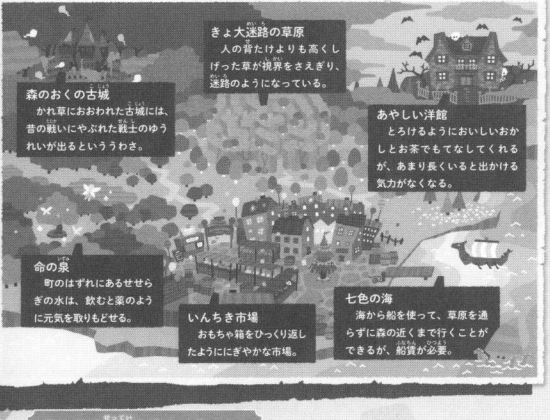

アナウンサー　解説者

35

次のシーンからひとつ選んで、実きょう中けいをしてみよう。

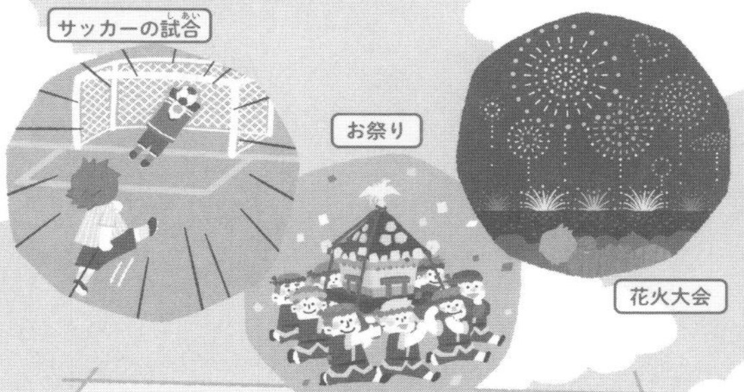

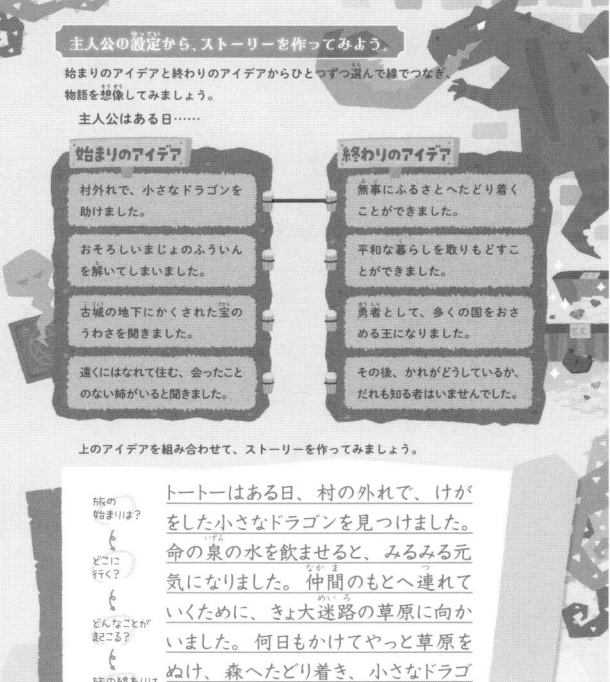

サッカーの試合

お祭り

花火大会

アナウンサー	今年もやってまいりました、花火大会です。
解説者	すでに多くの観客が集まっていますね。
アナウンサー	約3000発の花火が真夏の夜空をいろどります。
解説者	去年からさらにパワーアップしていて、楽しみです。
アナウンサー	さあ……最初の花火が上がりました！
解説者	はくりょくがあって美しいですね。
アナウンサー	本日はハート形の花火も打ち上がるそうです。
解説者	みなさんもぜひ探してみましょう。

文章の書き方 16

ぼうけんの旅

あなたがぼうけんの世界を作るとしたら、どんなストーリーになるでしょうか。世界を救う？ドラゴンと友達になる？？ それとも宝探し？？ さぁ、主人公と旅に出かけましょう！

きょ大迷路の草原
人の背たけよりも高くしげった草が視界をさえぎり、迷路のようになっている。

森のおくの古城
かれ草におおわれた古城には、昔の戦いにやぶれた戦士のゆうれいが出るといううわさ。

あやしい洋館
とろけるようにおいしいおかしとお茶でもてなしてくれるが、あまり長くいると出かける気力がなくなる。

命の泉
町のはずれにあるせせらぎの水は、飲むと薬のように元気を取りもどせる。

いんちき市場
おもちゃ箱をひっくり返したようににぎやかな市場。

七色の海
海から船を使って、草原を通らずに森の近くまで行くことができるが、船賃が必要。

主人公の設定を考えてみよう。

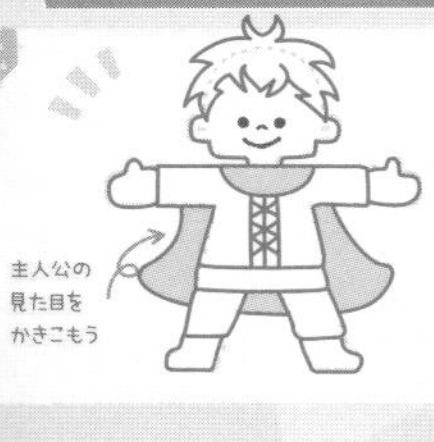

主人公の見た目をかきこもう

◆名前　**トートー**
◆年れい　**10さい**
◆性格　**やさしくて世話好き**

主人公の設定から、ストーリーを作ってみよう。

始まりのアイデアと終わりのアイデアからひとつずつ選んで線でつなぎ、物語を想像してみましょう。

主人公はある日……

始まりのアイデア

- 村外れで、小さなドラゴンを助けました。
- おそろしいまじょのふういんを解いてしまいました。
- 古城の地下にかくされた宝のうわさを聞きました。
- 遠くにはなれて住む、会ったことのない姉がいると聞きました。

終わりのアイデア

- 無事にふるさとへたどり着くことができました。
- 平和な暮らしを取りもどすことができました。
- 勇者として、多くの国をおさめる王になりました。
- その後、かれがどうしているか、だれも知る者はいませんでした。

上のアイデアを組み合わせて、ストーリーを作ってみましょう。

- 旅の始まりは？
- どこに行く？
- どんなことが起こる？
- 旅の終わりはどうなる？

トートーはある日、村の外れで、けがをした小さなドラゴンを見つけました。命の泉の水を飲ませると、みるみる元気になりました。仲間のもとへ連れていくために、きょ大迷路の草原に向かいました。何日もかけてやっと草原をぬけ、森へたどり着き、小さなドラゴンは無事にふるさとへ帰ることができました。

37

9

文章の書き方17

めでたし、めでたし

昔話ってどんなものでしょう。おじいさんとおばあさんが出てくる？　ずるがしこい動物が仕返しされる？？　いえいえ、「むかしむかし……」から始まれば、もうそれは昔話！

絵を見て、そこで起こっていることを想像してみよう。

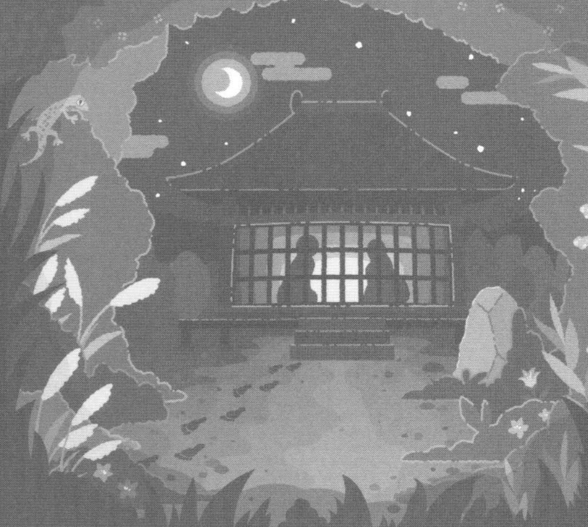

※このような建物は「お堂」といって、その地域の神様などを祭ってあります。中でちょっと座ったりねころんだりすることもでき、昔の人は、雨宿りをしたり、旅のとちゅうで休んだりしました。

想像したことを、昔話として語る文章にして書いてみよう。

・お堂の中にいるのは、どんな人かな。
・なにをしているのかな。
・足あとは、だれのものかな。
・これからどんなことが起こるのかな。
・どんな結末にしようかな。

人間？　動物？　親子？　友達？

お堂から出て行っているということは……？

「めでたし、めでたし」で終わらせるには……？

むかしむかしのことです。あるところに、心やさしい旅人がおりました。旅人は、村で助けた老人から、山にすむいたずら好きなきつねの兄弟の話を聞きました。その夜、旅人が山道を歩いていると、どこからともなくお堂が現れました。中には二人分のかげがうかんでおり、うれしそうに話しかけてきます。「夜道はあぶないから、お入りなさい。」「お堂の中はあたたかいし、おいしいごはんもありますよ。」旅人は、ふと、村で聞いた話を思い出しました。「もしかして、お前たち、いたずら好きなきつねの兄弟じゃないか」旅人がそう問いかけると、ポンッと音を立てて、人かげにしっぽが生えました。こうして旅人はだまされることなく、無事にお堂を後にしたのでした。めでたし、めでたし。

38

小学校で学ぶいろいろな文章1

アクション、スタート！

はらはら、ドキドキ、なみだがほろり……。映画って楽しいですよね。シナリオでは、せりふや演技のしぐさ、そして、どんな映像にするか、それぞれの場面イメージも決めていきます。

もしあなたが映画を作るなら、どんな作品をとりたい？

映画のタイトルと出演者を想像して、イメージをふくらませよう。

タイトル 動物山はおおさわぎ

出演者 さる、しか、たぬき、いのしし

ある場面のシナリオを書いてみよう。

登場人物名
せりふ　もしくは　場面のじょうきょう説明（ト書き）
登場人物の動作などの説明（ト書き）

（原作　新美南吉）

「注文の多い料理店」（原作　宮沢賢治）

登場人物名
男1
男2
せりふ
ト書き

40

10

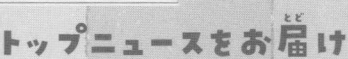

学校で学ぶいろいろな文章 2

トップニュースをお届け

新聞は、みんなが知りたい情報をわかりやすく伝えてくれます。
さっそく今日も、大ニュースが飛びこんできたようです。

ある日の新聞記事を読んでみよう。
なにが起きているかな？
どんなようすかな？

記事を書くコツ

✦ 大見出しは読者に「えっ!?」と思わせるように表現を工夫して書こう。
✦ 小見出しは短い言葉で「いつ・どこで・だれが・どうした」をわかりやすくしよう。
✦ 主文は読者が知りたいことを想像して、ていねいに書くのがポイント。
✦ インタビューで専門家の意見や解説も入れると、読む人は「なるほど～！」と思うよ。

あなたも記事を書いてみよう。

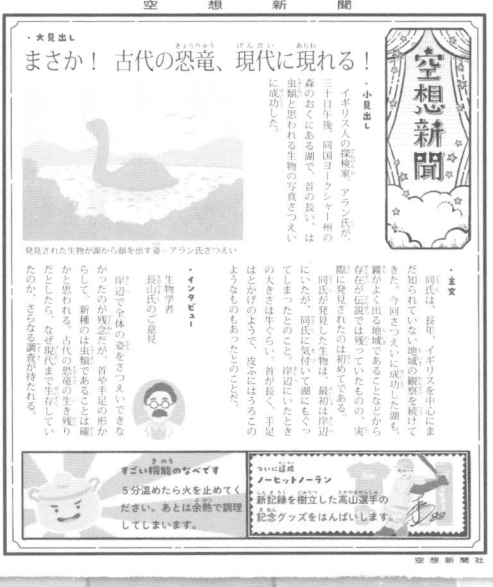

空想新聞

・大見出し
まさか！ 古代の恐竜、現代に現れる！

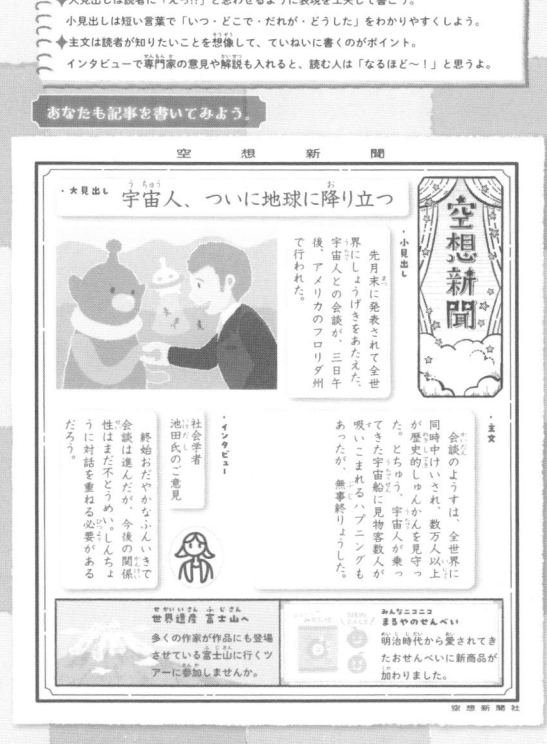

空想新聞

・大見出し
宇宙人、ついに地球に降り立つ

学校で学ぶいろいろな文章 3

あの人の日記

みんな、毎日、いろんなできごとに出会いながら生きています。もし、あの人たちのひみつの日記をそっとのぞき見できたら、どんなことが書いてあるでしょうか。

左の人物の中からひとり選んで、その人になったつもりで絵日記をかいてみよう。

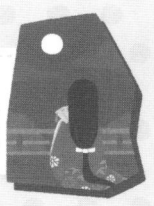

エントリーNo.1
かぐやひめ
◆出身地：月
◆なやみ：お世話になったおじいさんとおばあさんを置いて遠いふるさとに帰らなければならないこと。

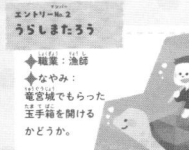

エントリーNo.2
うらしまたろう
◆職業：漁師
◆なやみ：竜宮城でもらった玉手箱を開けるかどうか。

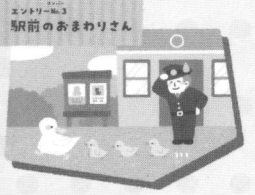

エントリーNo.3
駅前のおまわりさん

エントリーNo.4
マンガ家
◆好きな食べ物：バナナ
◆なやみ：しめきりが近いこと。

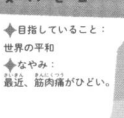

エントリーNo.5
スーパーヒーロー
◆目指していること：世界の平和
◆なやみ：最近、筋肉痛がひどい。

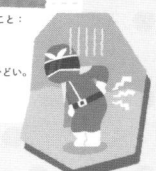

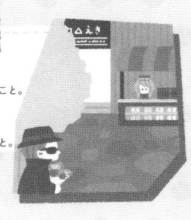

エントリーNo.6
スパイ
◆特技：音もなく歩けること。
◆なやみ：好きな人に声をかけられないこと。

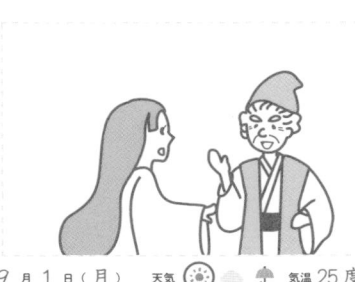

９月１日（月）　天気 ☀ ☁ 🌧　気温25度

朝、おじいさんに「おだんごをたくさん注文したからいっしょに食べよう。」と言われました。

困ったことには、もうじき、ふるさとの月に帰らなければいけないのです。

それで、そのことを正直に話そうとしましたが、おじいさんがとてもうれしそうで、言い出すことができませんでした。

夜、ねるときに、月からのむかえが来るまでにおだんごのとう着が間に合えばいいな
と思いました。

11

小学校で学ぶいろいろな文章 4

パーティーへの招待状

テンテン国のおひめさまが15さいになるので、誕生日パーティーを開くことになりました。とびきりすてきなぶとう会にしようと、お城中がはりきっています。

いったいどんなパーティーになるのかな。お城のみんなの話を聞いて、想像してみよう。

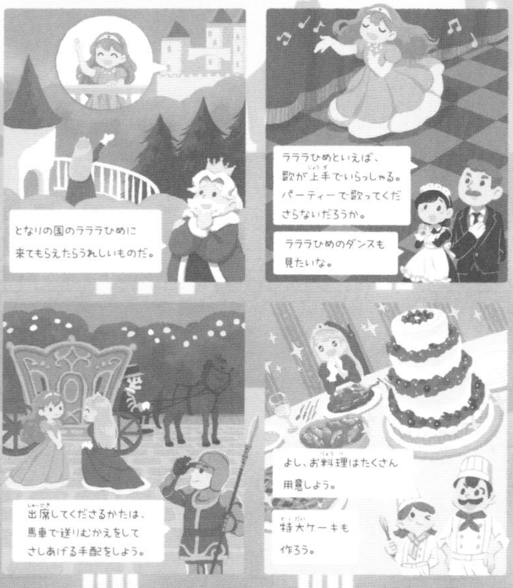

となりの国のララランひめに来てもらえたらうれしいものだ。

ララランひめといえば、歌が上手でいらっしゃる。パーティーで歌ってくださらないだろうか。ララランひめのダンスも見たいな。

出席してくださるかたは、馬車で送りむかえをしてさしあげる手配をしよう。

よし、お料理はたくさん用意しよう。

特大ケーキも作ろう。

ララランひめへの招待状を書いてみよう。

お城のみんなはどんなことを考えていたかな？

ララランひめ様

【季節のあいさつの言葉】
暑い夏も終わり、きれいな虫の鳴き声が聞こえるようになりました。この9月19日に、わが国のひめがついに15さいになります。15さいになるとぶとう会にも出られるようになります。そこで、ひめの誕生日パーティーとして、ぶとう会を開きいたします。

【パーティーへの出席をお願いする言葉】
つきましては、ララランひめさまにもぜひご出席をお願いいたします。当日は、朝11時に、馬車でおむかえにまいります。お帰りもご心配いりません。お城まで馬車でお送りします。

【パーティーのお楽しみを説明する言葉】
お城のコックがうでによりをかけて料理を作りますので、どうぞ楽しみになさってください。

【お願いの言葉】
ひとつ、お願いがございます。パーティーでララランひめさまのお歌を聞かせてください。みんなが楽しみにしておりますので、どうぞお願い申し上げます。

【しめくくりの言葉】
それでは、お返事をお待ちしております。

9月2日
テンテン国　おひめさま係一同

46

小学校で学ぶいろいろな文章 5

短いけど、「詩」！

「短歌」と「俳句」って、世界でいちばん短い詩として知られているんですよ。リズムも楽しい言葉のひとつひとつに、思いやイメージがギュッとつめられていて、そのおく深さにびっくりするはず！

俳句
①季節を表す言葉を必ず入れる。
②五・七・五の十七音で作る。

いくたびも　雪の深さを　尋ねけり　正岡子規

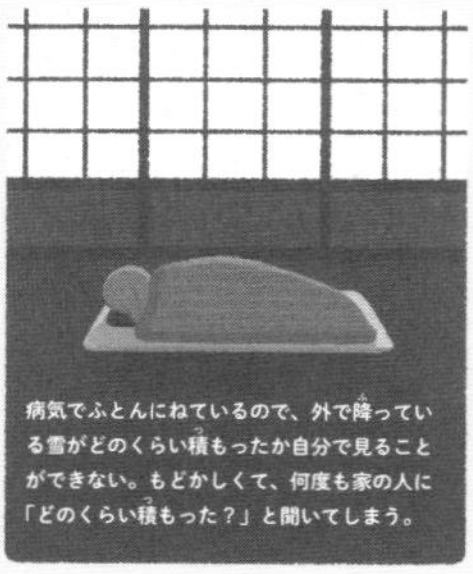

病気でふとんにねているので、外で降っている雪がどのくらい積もったか自分で見ることができない。もどかしくて、何度も家の人に「どのくらい積もった？」と聞いてしまう。

短歌
五・七・五・七・七の三十一音で作る。

街をゆき　子どものそばを　通るとき　蜜柑の香せり　冬がまた来る　木下利玄

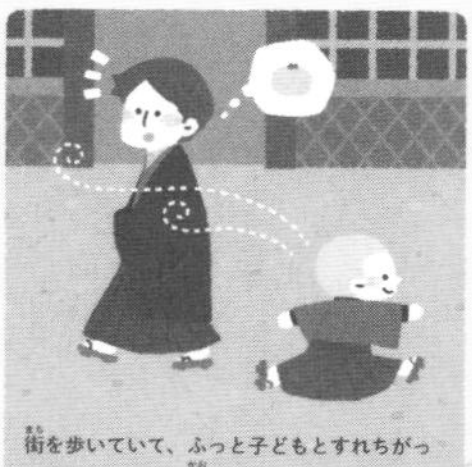

街を歩いていて、ふっと子どもとすれちがったときにみかんの香りがした。もう、みかんを食べる季節、つまり冬になったんだなあ。

五音と七音を組み合わせて、俳句や短歌にしてみよう。

俳句には季節を表す言葉を入れましょう。
___部は夏の季節を表す言葉です。

七音の例
あっという間に／日かげに入る／とけだしそうな／風のふくまま／ぼく見て笑う／麦わら帽子／ひまわりさいて／いつもとちがう／プールサイドで／アイスクリーム

五音の例
笑い声／ねぼうした／しゃぼん玉／宿題が／ひと休み／空を行く／太陽と／夏休み／にぎやかに／かぶと虫

太陽と　プールサイドで　とけだしそうな　アイスクリーム

夏休み　時間忘れて　かくれんぼ

妹の　ひまわりさいて　にぎやかに

ねぼうした　ぼく見て笑う　かぶと虫

学校で学ぶいろいろな文章 6

魔王城の反省会

ここは、とある魔王城の大広間……。勇者との戦いに負けてしまった魔王と仲間たちが集まって、これまでの活動の成果と課題をふり返っているようです。

魔王による活動報告をこっそり聞いてみよう。

目標設定と活動計画

世界征服は、ぼくの小さいころからの夢でした。また、この世界で「魔王」とよばれるまでの地位にのぼりつめることは、一族全体としても大きな目標でした。

そのために、昨年の春から、ふだんの情報収集の合間をぬって、周辺の魔物たちと積極的にコミュニケーションをとってきました。また、個人的には、最後までたてずに魔力が発揮できるよう、きそ体力を上げるための栄養管理に気をつかって過ごしました。

活動をふり返って

先日の勇者との最終決戦では、おたがいにぎりぎりの体力でねばっていたのですが、相手のターンで全回復の薬が使用された後、チーム全員がうろたえてしまったのと、魔力がつきてしまったのがひびきました。戦いには敗れてしまいましたが、おかげさまで「ラスボス」として、これまででいちばんの存在感を発揮することができました。

考えたこと

今回ぼくもふくめて、勇者と初めて戦うメンバーが多く、大ぶたいに力みすぎてしまった気がします。本来の力が出しきれなかったのが残念です。

今後のこと

今回の経験は必ず次回に生かします。勇者も、次までにさらに力をつけてくると思うので、ぼくたちも油断することなく、体力をつけ、技術をみがいていきたいと思います。

好きなシーンをひとつ選んで、活動報告をしてみよう。

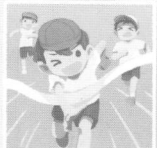 運動会
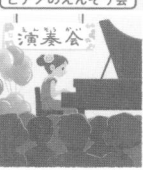 ピアノのえんそう会
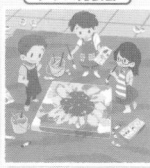 クラス発表会

目標設定と活動計画

運動会のリレーのアンカーに選ばれたので、1等賞を目指して練習することにしました。

活動をふり返って

リレーでは、とちゅう、ほかのチームにぬかされる場面もありました。しかし、バトンをわたす練習をした成果が出て、すぐに追いつくことができました。

考えたこと

本番はきんちょうしていましたが、何度も練習したことで体が覚えていたように思います。

今後のこと

来年の運動会では、今回学んだことを生かして、障害物競走にちょうせんしたいです。走る速さだけではなく、障害物をよける冷静さや観察力が必要になると思います。またしっかり練習をして、1等賞をとりたいです。

学校で学ぶいろいろな文章 7

未来からのホーム・ステイ

なんと100年後の未来から、タイムマシンに乗って未来人がやってきました！未来から過去を学びに来たんですって。この時代のはやりに興味しんしんです。

100年後の未来にはやっているものをしょうかいしてくれました。

100年後にはやっているものをしょうかいします。キーワードは次の二つです。

ふわふわしたもの　　ゆっくりした乗り物

具体的な説明

一つめの「ふわふわ」は、さわり心地がふわふわしたものが人気だということです。ぼくたちがふだん着ているのは、君たちの時代の宇宙服のように金属でできています。これだと、光速で動く乗り物にもそのまま乗れて便利なんですが、ちょっとあきてきたんですね。それで、昔の服、特にふわふわしたさわりごこちの服は人気があって、ねだんも高いんです。

二つめの「ゆっくり」も同じです。ぼくたちの時代は、東京からアメリカのニューヨークまで1時間くらいで行けますが、どうにも味気ないんです。昔は東京から大阪まで3時間くらいかかって、行く間に乗り物の中で食事をしたそうですね。わざと車をゆっくり運転して、とちゅうでだれかとおしゃべりしながら景色をながめたり、お弁当を食べたりするのが、今、かっこいいといわれています。

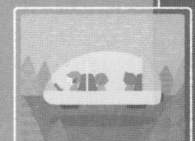

はやっている理由として考えられること

ぼくたちの時代は、君たちの時代にかかえていた問題も解決して、科学や技術を本当に便利に使えるようになっています。でも、しょうかいした二つのように、人間はいつになっても過去の文化を楽しめるということなんじゃないでしょうか。

お返しに、まわりで今はやっているものをしょうかいしよう。

今、まわりではやっているものをしょうかいします。

はやっているもの

次の二つです。

ドッジボール　　お絵かきしりとり

具体的な説明

ひとつめの「ドッジボール」は、ボールをぶつけ合って遊ぶスポーツです。休み時間になるとみんなすぐに校庭に飛び出して遊んでいます。ふたつめの「お絵かきしりとり」は、言葉を使わず、絵だけでしりとりするゲームです。雨の日には特に人気です。

はやっている理由として考えられること

みんなでいっしょに遊ぶことができるスポーツやゲームは、盛り上がるのでとても楽しいからだと思います。また、その遊びを通じて、みんながもっと仲良しになることができます。

問題のねらい　◆ 提案文の書き方を体感する。
　　　　　　　　　　◆ 観察文の書き方を体感する。

小学校で学ぶいろいろな文章 8

魔法使いのアイデア・ノート

あなたは、不思議な力で魔法薬を作ることのできる、魔法使い。
毎日、いろんな "おなやみ" をかかえた人たちが、あなたのもとをたずねてきます。

それぞれの "おなやみ" を解決するため、魔法薬を提案してあげよう。

船長
「最近、こしをいためてしまったんだ。船をこぐのがつらくて……」

魔法薬の名前
ウォーター・ウォーカー

魔法薬の効果
水の上を歩けるようになる。

くわしい説明
この薬をくつにすりこむと、安定感と浮力のあるくつにたちまち変身する。そのため、体がしずむことなく、水の上を歩くことができる。

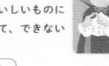

吸血鬼
「きらいなニンニクが、あっという間においしいものに変身……なんて、できないかな?」

魔法薬の名前
にんにん・ニンニク

魔法薬の効果
ニンニクの味とにおいを変えることができる。

くわしい説明
この薬をふりかけると、ニンニクがあまいくだもののような味とにおいに変わる。

ゾンビ
「未来の自分の姿を見てみたいな!」

魔法薬の名前
タイム・スリーパー

魔法薬の効果
30年後の未来の夢を見ることができる。

くわしい説明
この薬を飲むと、ぐっすりねむれて、夢の中で30年後の未来をのぞくことができる。

あなたなら、どんな魔法薬を作りたいか考えてみよう。

あなたの "おなやみ"
駅から自分の家までが遠い。

魔法薬の名前
ソラトビ・ハネール

魔法薬の効果
空が飛べるようになる。

魔法薬を入れるびんの形をかいてみよう

くわしい説明
この薬を吸いこむと、次の日、目が覚めたとき、背中から羽が生える。地面を強くけるとたちまち空が飛べるようになる。ただし、1日3回以上吸いこむと、羽がもどらなくなって、空をこえて宇宙まで飛んでいってしまうことになるので注意が必要。

小学校で学ぶいろいろな文章 9

新発見、報告します!

博士は、林の中で不思議なたまごを見つけました。これは世紀の大発見にちがいありません! じっくりとたまごを観察して、メモをとりました。観察文にまとめて、学会で報告するつもりです。

博士のメモを観察してみよう。

ぎらぎら

たまごの大きさ
ちょうど ぶどうひとつぶ と同じくらい。

たまごの形
風船を逆さにしたようなだ円形

たまごの色
茶色

たまごのもよう
マーブルもよう

さわったかんじ
ごつごつする。

びっくりする特ちょう
からのもようがぐるぐる動く。

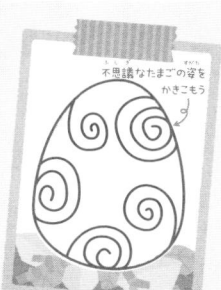

不思議なたまごの姿をかきこもう

どろどろ

ごつごつ

メモをもとに、観察結果を報告する文章を完成させましょう。

先日、林で生き物の調査をしているとき、めずらしいたまごを見つけました。たいへんにおもしろい特ちょうがあり、世紀の大発見と言えるかと思います。

まず、大きさですが、ぶどうひとつぶと同じくらいです。形は だ円形で 、色が 茶色 なので、最初は 植物の種 かと思ったのですが、よく見たら、ときどき小さく動いていました 。手ざわりは ごつごつ しており、まるで 石 のようです。そして、おどろいたことに、からのマーブルもようがぐるぐると動いて、時間とともに変化していく という特ちょうがあります。わたしは、その理由として、木の葉や草といったまわりのものに姿を似せることで敵から身を守るため ではないかと考えています。

これから大事に温めていたら、たまごが割れて、そこからひなが生まれるでしょう。ひなが生まれたら、観察結果をまとめて、また、みなさんに発表したいと思います。

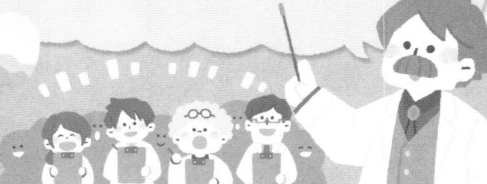

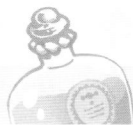
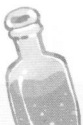
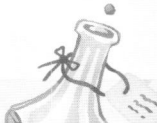

学校で学ぶいろいろな文章10

この人がいいと思います！

モンスター・タウンでは次のハロウィンに向けてミーティング中。どんなふうに人間たちをこわがらせるか、あれこれ意見をかわしながら、やる気に燃えています。

意見に耳をかたむけてみよう。

わたしは、ぜひ次のハロウィンは、かぼちゃのお化けのジャック・オー・ランタンさんにがんばっていただきたいと思っています。

ジャック・オー・ランタンさんはどんなモンスターか

なんといっても、ハロウィンを代表する存在です。かれがいなくては「このお祭り、なんだっけ？」といわれかねません。

ランタンさんの良いところ

中に火をともすので、夜、暗いところでも目立ちます。最近は陽気な顔のランタンさんも作られて、こわさがうすれてきたともいわれていますが、ちゃんと作ったランタンさんの顔がほのおで夜道にうかぶと本当にこわいです。

説得力のあるエピソード

以前、「おれはなにもこわくない。」と言っていた村の男もいましたが、みんなと別れて家に向かう夜道でランタンさんがぐっと顔を出したら、こしをぬかしてしまったそうです。

ランタンさんがハロウィンの中心人物になったなら

ランタンさんなら、「しんしゅつきぼつ」。身軽にあちこちに顔を出して、暗い中でニヤリと不気味な笑いを見せることができるでしょう。結果として、ハロウィンがますますこの国でさかんになり、ほかのメンバーも活やくしやすくなります。

このようなわけで、わたしは、次のハロウィンでは、ランタンさんを活動の中心人物とすることを、ぜひにとすいせんいたします。

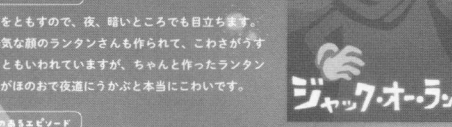

ジャック・オー・ランタン

ハロウィンで人間をこわがらせるには、どのモンスターを中心にするといいかな？　あなたもすいせんしてみよう。

 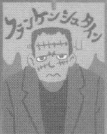 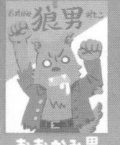 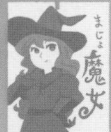

がいこつ　　フランケンシュタイン　　おおかみ男　　まじょ

わたしは、ぜひ次のハロウィンは、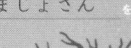　まじょさん　に　がんばっていただきたいと思っています。

そのモンスターはどんなモンスターか

不思議な魔法をたくさん使うことができ、みんなから信らいされる存在です。

そのモンスターの良いところ

人間をほうきに乗せて、ジェットコースターのようにふり回しておどろかすことができます。

説得力のあるエピソード

これまでに 100 人以上の人間に悲鳴を上げさせることに成功したそうです。

そのモンスターがハロウィンの中心人物になったなら

遊園地のように楽しくてこわい、すてきなハロウィンを演出できることでしょう。

このようなわけで、わたしは、次のハロウィンでは、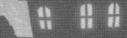　まじょさん　を活動の中心人物とすることを、ぜひにとすいせんいたします。

59

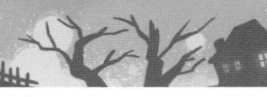

はじめに

たくさんの健康関連本の中から、この本を手にとってくださってありがとうございます。この本は、「操体法」というシンプルなからだの調整法について書いたセルフケアの本です。季刊『うかたま』に約5年間連載した記事をまとめました。

操体法とは、痛くないことや、「ラク」「気持ちいい」といった感覚を指標にして、動きながらからだを整えていく調整法です。からだの負担が少なく、とてもソフトな刺激の調整法なので、年齢や運動の得意不得意に関係なく誰でも取り組めます。

この本では、肩こりや腰の痛みといった運動系の不調だけでなく、冷えや頭痛といった自律神経系や、こころの不調など、それぞれの症状に合わせた操法を紹介しています。

また、操体法はからだの動きそのものの調整法でもあります。立つ、座るなどの日常動作ひとつとっても、体重のかけ方が左右で違ったりと、意外と偏りがあるものです。とくに現代の生活では、長時間のデスクワークやスマートフォンの使用で、腕や肩周りの筋肉に負担がかかり、偏ったからだの使いの人が多くいます。第2章では、そういった偏りを調整し、疲れにくいからだの動かし方も紹介しています。

操体法を日常的に繰り返し行なうことで、からだの変化にも気がつきやすくなり、自分なりの対処法も身につくについて、ケガや不調の予防にもつながります。疲れにくく、しなやかで元気なからだづくりを一緒に目指しましょう。

川名慶子（川名操体治療室）

＊操体法における動き、動作のこと。

目次

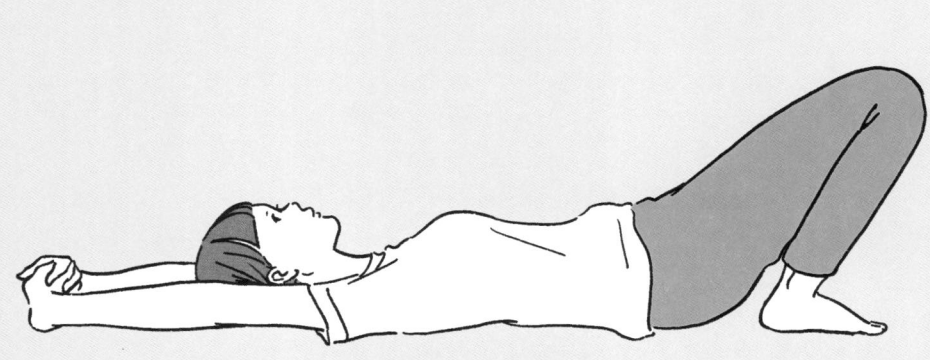

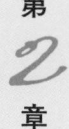

第2章 ムダなく動けるからだをつくる操体法

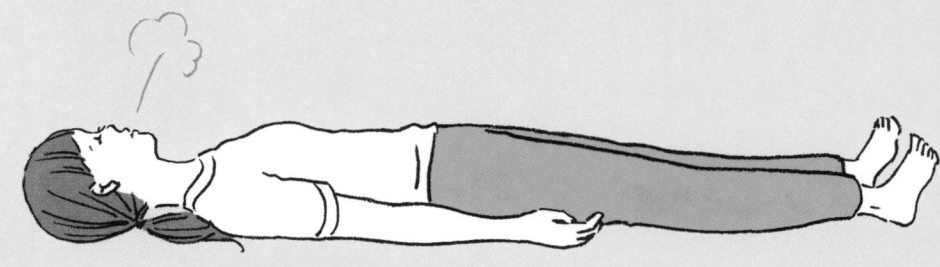

操体法とは

操体法は、医師・橋本敬三先生（1897～1993）が体系化した運動療法です。自分の感覚を指標にして、痛みや違和感のあることはやらずに、「ラクなほう」「気持ちのよい方向」「心地よさ」を探して動いてみるからだの調整法です。肩こりや腰痛、冷え性や生理痛など、さまざまなからだの不調に対応できます。

しかし、いきなり〝ラクなほうに動け〟といわれてもわかりにくいと思います。そこで、まずはからだの動きを左右前後で比べ、どちらがラクに動かせるかをセルフチェックします。ラクなほうがわかったら、再度ラクなほうに動き、その体勢をキープし、最後に一気に全身の力を抜きます（脱力）。これを2～3回繰り返します。すると、筋肉の緊張とゆるみのアンバランスがリセットされ、不調がやわらぐのです。そのとき、自分が気になるところ、改善したいところをイメージ（想定）してやると、より効果が確認しやすくなります。毎日の

積み重ねで、からだの変化が実感しやすい↓面白い↓やる気が出る↓毎日やる↓効果が持続するというよい循環ができます。

この本では、初心者でもひとりでできる、簡単な動きを紹介します。まずは次のページの「基本の3つの動き」からはじめてみてください。

操体法を行なうときは

寝る前や朝目覚めて起き上がる前、布団に寝たままで気軽に行なってください。からだの沈まないかための布団やマットレスの上で行なうと、より効果的です。

直後の入浴や飲食は、効果が薄れるので控えましょう。生理中に行なうのは問題ありません。

基本の3つの動き

はじめに、日常の習慣にしやすい簡単な3つの操法を紹介します。基本の型なので無限に応用がききます。からだの動きの基本は、「前後に曲げる（前後屈）」「左右に曲げる（側屈）」「ひねる（回旋）」の3つです。組み合わせることで、さまざまな動きができます。ここで紹介する基本操法にはそれらが組み込まれています。

「ひざ倒し」は仰向けでひざを左右に倒すことで、からだの外側のラインが伸び縮みし、側屈の動きを引き出します。「ひざ立て踏み込み＋かかと伸ばし」は、からだの前後の動きを調整します。ポイントはかかとを突き出すこと。それによってアキレス腱が伸びて足首がしっかりと曲がり、背中、太ももの前側、ふくらはぎと、からだ

全体の前側と後ろ側に刺激が届くのです。

「うつ伏せ かえる足」は、肩と、その対角線上にあるひざの動きが連動することによって、「ひねり」の動きを引き出します。また、床からの反動が抵抗になり、セルフケアとしてより効果が出やすくなります。

この3つの操法をたたき台にして、自由に動き、自分なりに「からだの声」を感じとる習慣を身につけてください。

ひざ倒し
からだの左右のバランスを整える

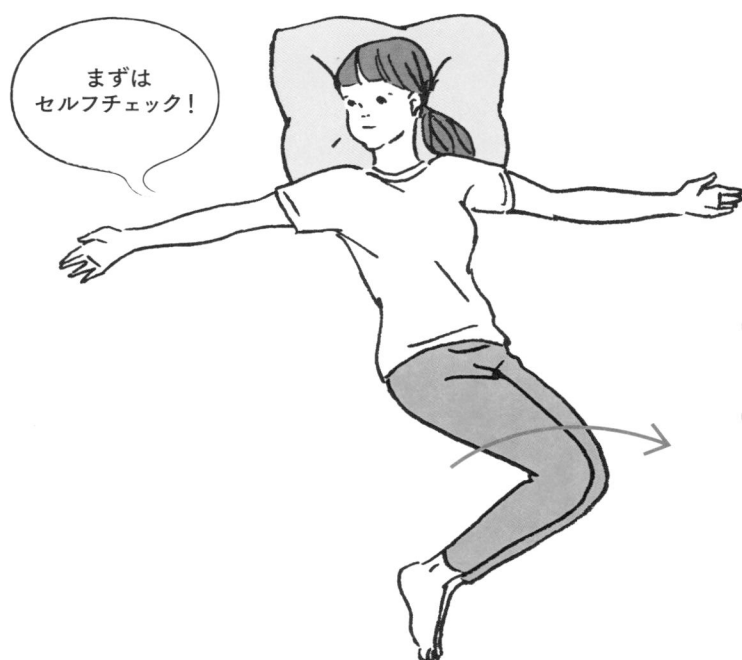

まずは
セルフチェック！

1. 仰向けになり、両ひざを立てる。ひざ頭と足首はそれぞれくっつける。
2. 両ひざをそろえたまま、左右にそれぞれ倒せるところまでゆっくりと倒す。足の裏や尻が床から離れてもよい。両肩は床につける。

どっちがラク？ここをチェック！

ひざを倒したときに反対側の肩が床から浮いたり、伸ばしたからだの側面に痛みやつっぱりがある場合は無理をしている状態。その反対が倒しやすい（ラクな）ほうです。

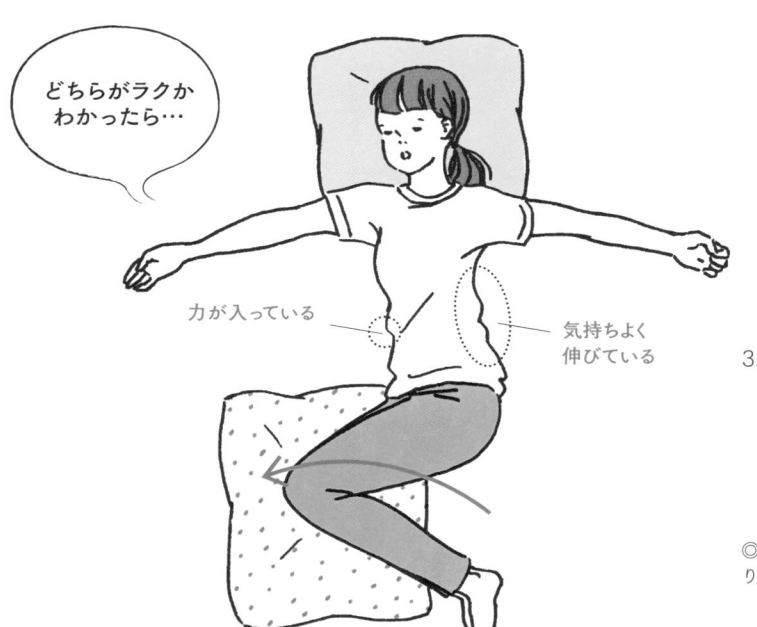

どちらがラクか
わかったら…

力が入っている

気持ちよく
伸びている

3. 倒しやすいほうにひざをゆっくり倒し、無理のないところで止める。この状態で2〜3回深呼吸したあと脱力する。

◎ひざの下にクッションを当てると、より脇腹に力が入りやすい。

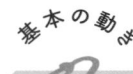
ひざ立て踏み込み＋かかと伸ばし

背中・腰の緊張をほぐす

1. 仰向けになり、足を肩幅に
   開いて両ひざを立てる。
2. 足裏全体で床をぐっと踏む。
   左右それぞれ行なう。

◎腰が反って床につかない場合は、
タオルなどをはさんで補助をする。

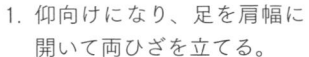

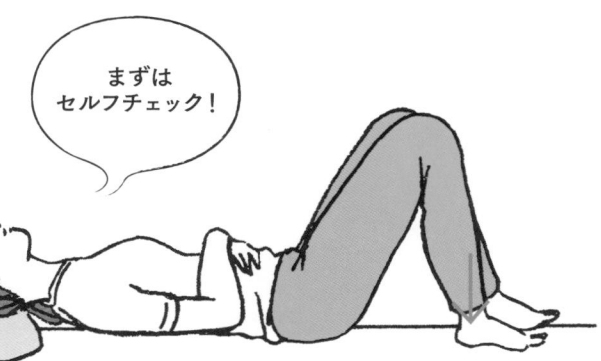

まずは
セルフチェック！

どっちがラク？ ここをチェック！

踏んだときにしっかり力が入り、
からだ全体がフラフラしないほ
うが、踏みやすい（ラクな）足
です。

3. 踏みやすいほうの足のひざ
   を立てる。少し前方に倒し
   て床をぐっと踏む。もう一
   方の足は、足首をできるだ
   け曲げ、かかとを突き出す
   ように伸ばす。この状態で
   2〜3回深呼吸したあと脱
   力する。

◎へその裏を床につけるイメージで
行なう。力みすぎると腰が浮くのでほ
どほどに。伸ばしたひざの裏には折り
たたんだタオルを当てると足を伸ばし
やすい。

どちらがラクか
わかったら…

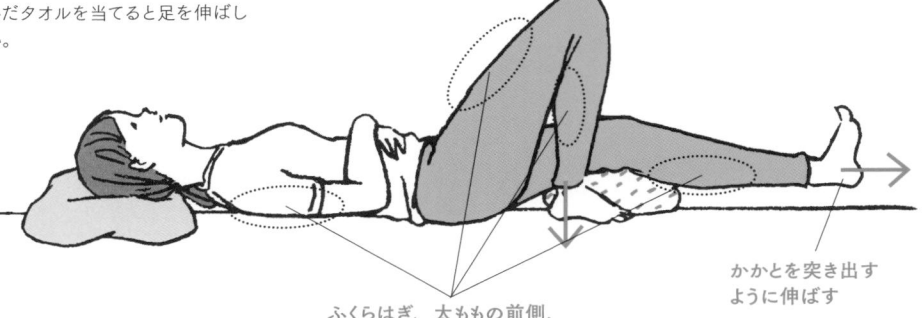

ふくらはぎ、太ももの前側、
背中に力が入っている

かかとを突き出す
ように伸ばす

うつ伏せ かえる足

全身の筋肉をほぐす

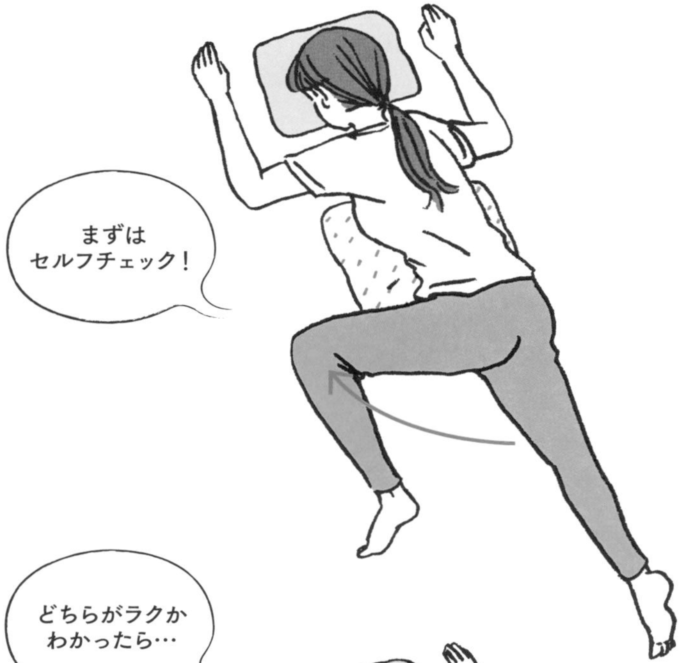

まずは
セルフチェック！

どちらがラクか
わかったら…

肩とひざで
床を押す

内ももが
気持ちよく
伸びている

グーッと広がる

1. うつ伏せになって片ひざを
   曲げ、脇の方向に無理のな
   いところまで上げる。左右
   それぞれ行なう。

◎腰が反らないように、胸やお腹の下
にクッションを当て、背中を丸くすると
よい。

―――――――――――――――
どっちがラク？
ここをチェック！
―――――――――――――――

上げた足の付け根に痛みやつ
っぱりがある場合は、無理を
している状態なので、その反
対が上げやすい（ラクな）ほう
の足です。

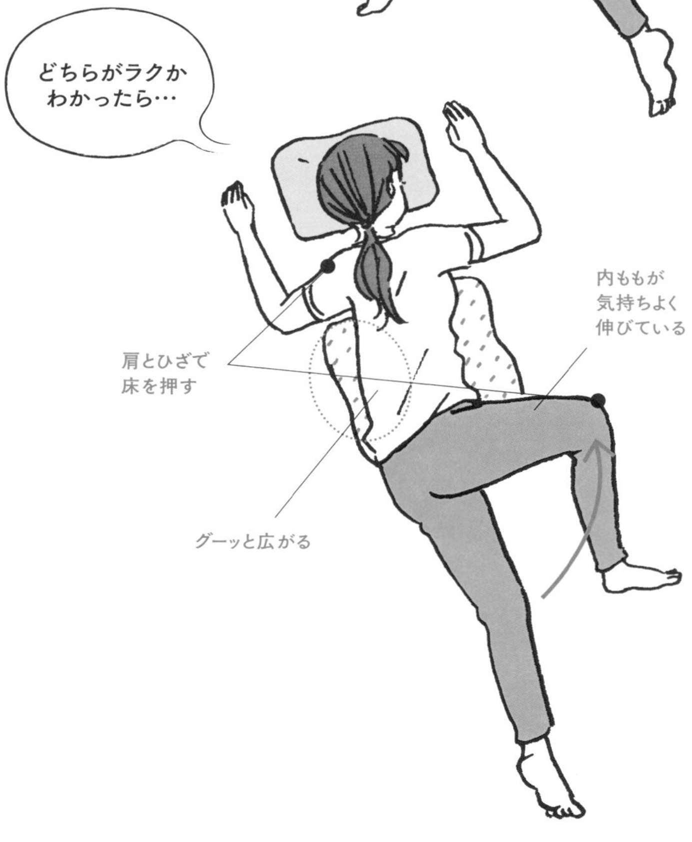

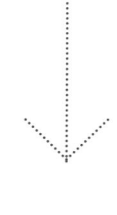

2. うつ伏せになって背中を丸
   め、上げやすいほうの足の
   ひざを、脇の方向に無理の
   ないところまで上げる。肩
   と曲げたひざの内側で床を
   押す。この状態で2〜3回
   深呼吸したあと脱力する。

8

第 1 章

からだとこころの調子を整える操体法

肩こりや腰痛から
不眠や生理痛などの自律神経系の悩み、
気分の落ち込みやイライラまで
心身のさまざまな不調にアプローチする
操法を紹介します。

腰が痛いとき

長時間のデスクワークや車の運転などで生じやすい腰痛対策として、腰の調子を整える動きを取り上げます。

2種類の対照的な動きを紹介しますので、試してみてラクなほう、無理のない動きから行なってみてください。また操体法で、よりよい結果を出すために、道具（さらしやバランスボールなど）を使う方法もあります。道具という自分でないものを使うことで、自分のからだの動きを相対的に認識でき、コントロールしやすくなります。

「ひざ抱え」は、ひざを抱えたからだ全体を大きなボールに見立てると、ボールが膨張するような動きです。お母さんの子宮の中にいる胎児になったイメージでやってみるのもよいと思います。産後に生じやすい腹直筋離開＊

の予防やケアにも有効な動きです。

「ひざ立て踏み込み」は、腰を浮かすことによりからだの前面（腹部や太ももの前面）が気持ちよく伸ばされ、下垂しやすい内臓も引き上がり腰が軽くなりやすいです。座布団などで足元を高くすると、より強く踏み込むことができて腰にしっかり力が入ります。

＊腹直筋（腹部前面を覆う筋肉）の中央を縦に走る「白線」というすじが横に薄く伸ばされ、腹直筋が左右に離れて開いた状態になってしまうこと。妊娠し、お腹が大きくなることで起こりやすい。腰痛や内臓下垂の原因となる。

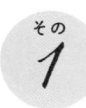

その1 ひざ抱え

無理なく腹筋を使って腰の緊張をほぐす

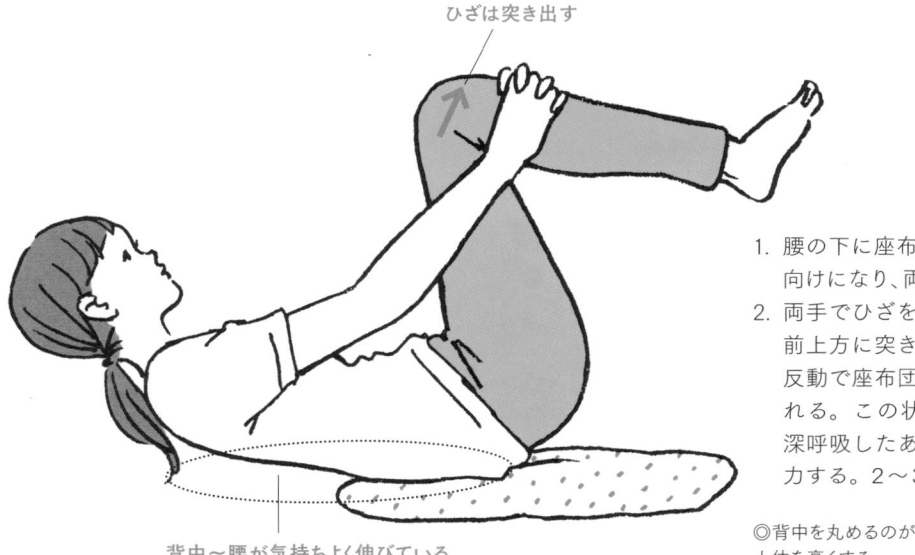

ひざは突き出す

背中〜腰が気持ちよく伸びている

1. 腰の下に座布団を敷いて仰向けになり、両ひざを立てる。
2. 両手でひざを抱えてひざを前上方に突き出す。背中は反動で座布団に押しつけられる。この状態で2〜3回深呼吸したあとゆっくり脱力する。2〜3回繰り返す。

◎背中を丸めるのがきつければ、枕で上体を高くする。

道具を使ってより効果的に

さらしとボールを使うことで、腰や股関節の外側、太もも、すねの内側など、自分だけでは調整しにくいところにも刺激が伝わります。

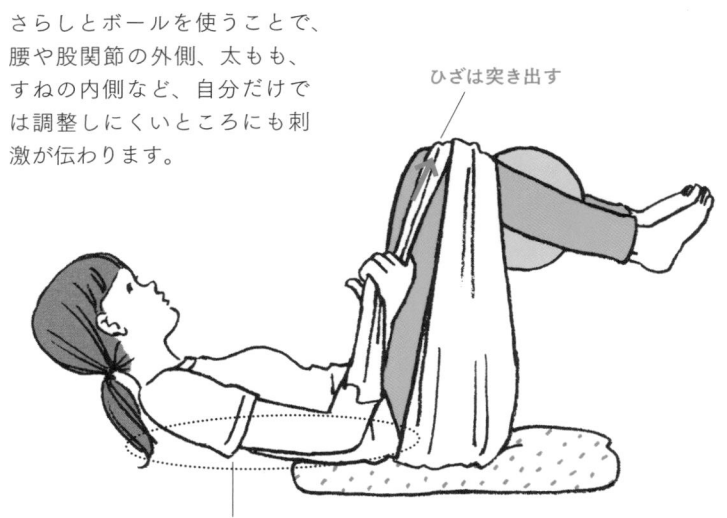

ひざは突き出す

背中〜腰が気持ちよく伸びている

1. 座布団の上にさらじ*を敷き、その上に仰向けになって両ひざを立てる。
2. ひざを上げ、少し空気を抜いた小さいバランスボールをふくらはぎではさむ。さらしの両端をひざ頭のところで交差させる。
3. さらしの両端を握ったまま、ひざを前上方に突き出す。この状態で2〜3回深呼吸したあとゆっくり脱力する。2〜3回繰り返す。

＊1反（長さ10m×幅33〜34cm）を1/3〜1/4の長さに切ると使いやすい。

その2 ひざ立て踏み込み

腰を浮かせて軽くする

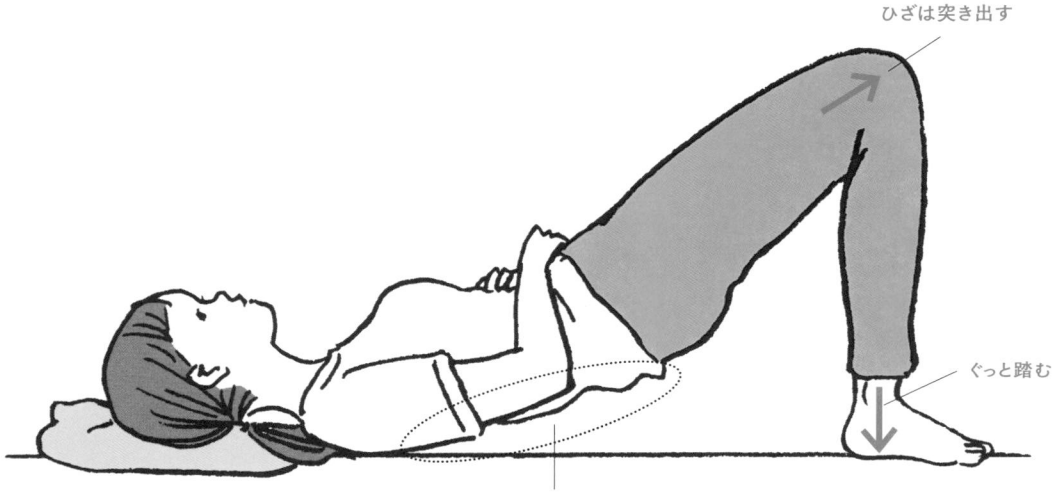

ひざは突き出す

ぐっと踏む

背中〜腰に力が入っている

1. 仰向けになり、両ひざをやや深めに曲げて立てる。
2. ひざを前上方に突き出して床をぐっと踏み、腰を浮
   かせる。この状態で2〜3回深呼吸したあと、ゆっ
   くりと腰を下ろしながら脱力する。2〜3回繰り返す。

道具を使ってより効果的に

座布団で足元を高くすると、しっかりひ
ざが曲がって強く踏み込むことができ
ます。また、腰も浮かしやすくなります。

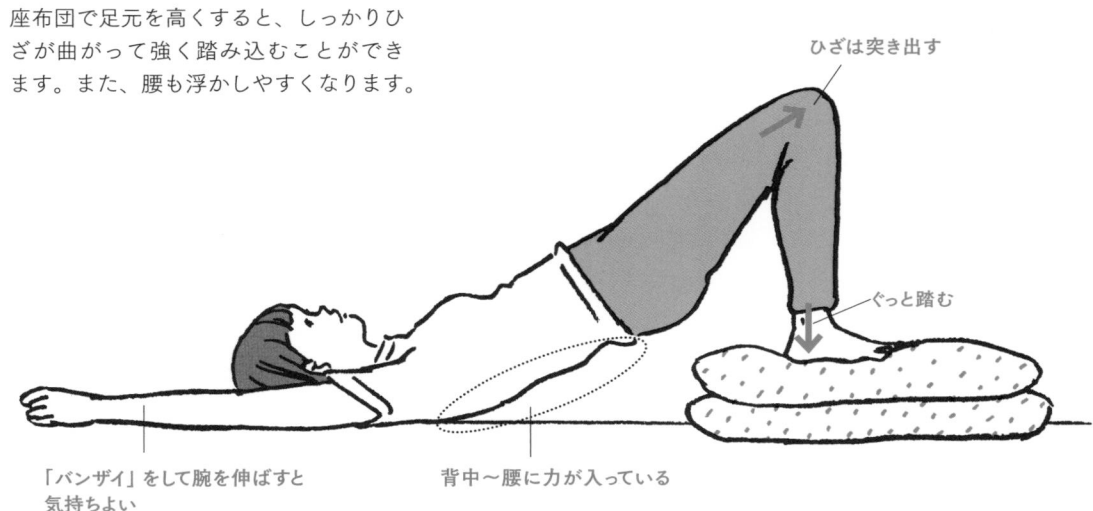

ひざは突き出す

ぐっと踏む

「バンザイ」をして腕を伸ばすと
気持ちよい

背中～腰に力が入っている

1. 仰向けになり、座布団で足元を高くした状態で、両
   ひざをやや深めに曲げて立てる。
2. ひざを前上方に突き出し、座布団をぐっと踏んで
   腰を浮かせる。この状態で2～3回深呼吸したあと、
   ゆっくりと腰を下ろしながら脱力する。2～3回繰り
   返す。

肩がこるとき

左右のくせの違いに着目した、肩の調子を整える動きを紹介します。肩こりや五十肩など肩の不調に悩む人は多いですが、どうしても痛みやこりのある箇所だけに注目しがちです。しかし、不調の原因を探り根本から整えるという見立ても大切です。

利き腕、カバンの持ちやすいほうなど、肩関節は左右で動きのくせや傾向が違います。くせ自体は個性のようなもので否定するものではありませんが、あまり偏りが大きくなりすぎると関節への負担が増して、不調の原因にもなりかねません。まずは「外旋*」と「内旋」という動きのチェックをして、自分のくせを確認し、その動きを調整にも生かしてみましょう。

操体法では、手のひらや肩の前側などで床を押すような動作をすることが多いです。このとき、動作とは逆の方向の力が、床からの反動でからだにはたらきます。この刺激が、バランスを整えるきっかけとなるのです。また、床を押すことは肩関節の動きを制限し、首や腰、足先など全身の動きを引き出します。これは、肩へ集中した負担を減らし、バランスのよいからだ使いのヒントにもなるでしょう。

14

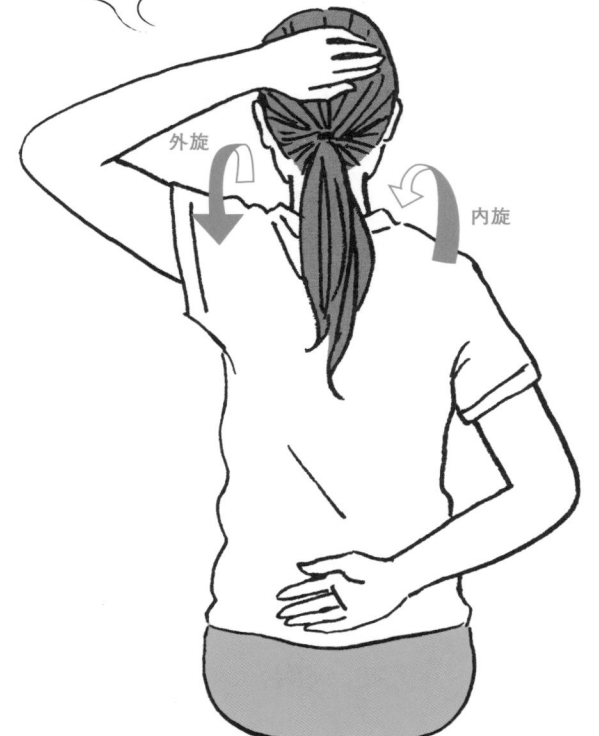

まずは
セルフチェック！

左右の肩関節の動きのくせの違いを確認しましょう。

外旋

内旋

座った状態で片手を後頭部に、もう一方の手を腰の後ろに回す。その逆も行なう。

どっちがラク？ ここをチェック！

手を後頭部に回すほうと、腰の後ろに回すほうとどちらがラクか。後頭部の場合、そちら側の肩関節は「外旋」の傾向があります。反対に、腰の後ろの場合は「内旋」の傾向があります。

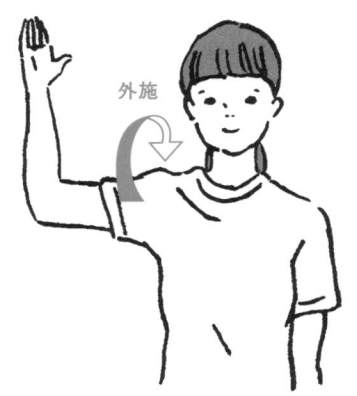

外施

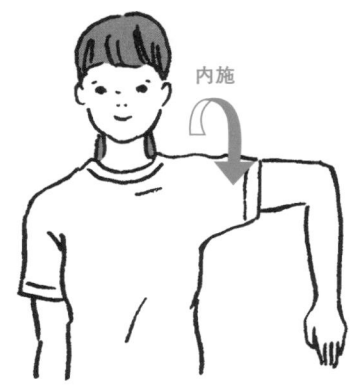

内施

＊外旋・内旋とは
肩関節が外側に回ることを「外旋」、内側に回ることを「内旋」という。

自分のクセが
わかったら…

外旋・内旋の傾向がわかったら、
左右の偏りを小さくしましょう。
無理なく調整できる2つの動きを紹介します。

その1 うつ伏せ かえる足（応用）*

手とひじで床を押すことで、外旋の姿勢から内旋の動きをとります。
反対側の肩は床に押し返されて外旋の動きがはたらきます。

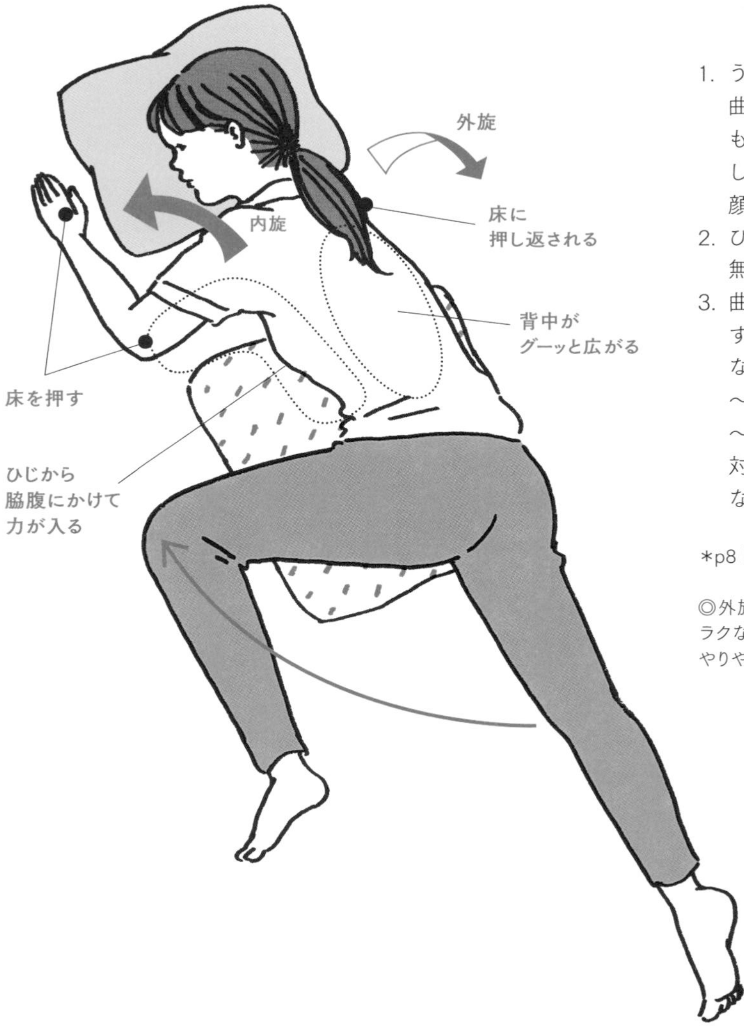

外旋

床に
押し返される

内旋

背中が
グーッと広がる

床を押す

ひじから
脇腹にかけて
力が入る

1. うつ伏せになる。片方のひじを曲げ、手のひらを頬の横に置く。もう一方の腕は下ろす。左右試してみて、ラクなほうで行なう。顔はラクなほうに向ける。
2. ひじを曲げた側のひざを曲げ、無理のないところまで上げる。
3. 曲げたひじと手のひらで床を押す。脇はやや閉じて肩が上がらないようにする。この状態で2〜3回深呼吸し、脱力する。2〜3回繰り返す。終わったら反対の手足を上げて同様に1回行なう。

*p8「うつ伏せ かえる足」を応用している。

◎外旋傾向があるほうの手足を曲げるとラクなことが多いが、それにとらわれずにやりやすいほうで行なうとよい。

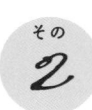 その **2** 跪坐(きざ)**＊＊＋首の振り向き**

後ろを振り向く側の肩は外旋の動きが、
反対の肩は内旋の動きがうながされます。

1. つま先を立ててひざまずく（跪坐）。
   両ひざは少し開く。手のひらをひ
   ざの前につく。手に体重はかけず、
   ひじは伸ばしきらない。後ろを振
   り返るように左右に首を回し、振
   り向きやすい方向を確認する。

2. まずは振り向きにくいほうに首を
   回す。腰は首と逆方向に少しスラ
   イドする。

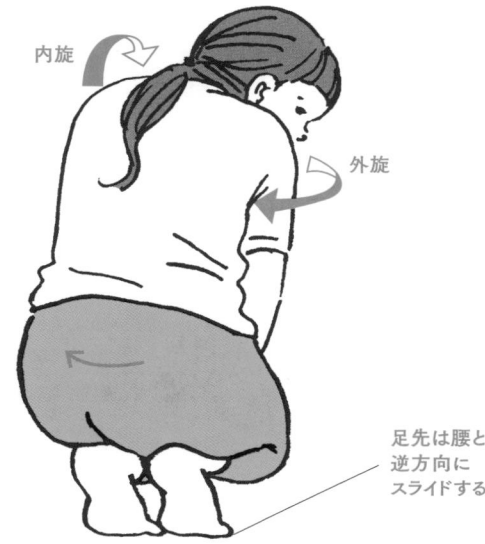

内旋

外旋

足先は腰と
逆方向に
スライドする

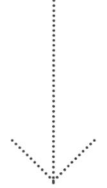

3. 首を振り向きやすいほうに向かって
   ゆっくり動かす。首と腰はそれぞれ
   反対方向に連動する。正中のあた
   り（へそに力が入れやすい位置）で
   姿勢をキープして2〜3回深呼吸し、
   脱力する。2〜3回繰り返す。終わ
   ったら反対側も同様に1回行なう。

◎外旋傾向の側のほうが振り向きやすいことが
多いが、それにとらわれずにやりやすい方向に動
くとよい。

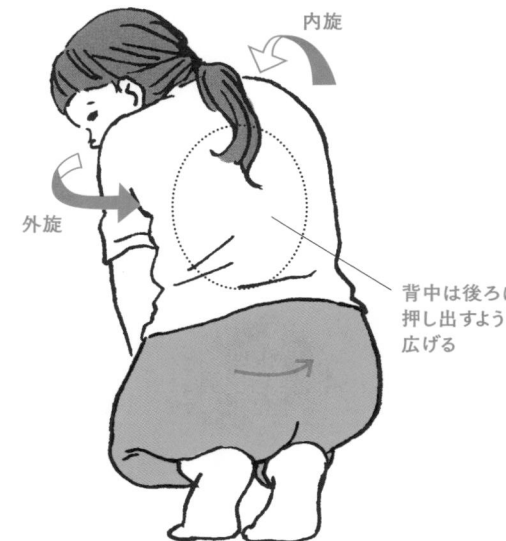

内旋

外旋

背中は後ろに
押し出すように
広げる

＊＊つま先を立ててひざまずき、かかとの上に坐骨をのせた姿勢。詳しくは p60。
◎終わったら、p15 のセルフチェックを再度行ない、変化をみてみましょう。

ひざが痛いとき

ひざのトラブルは、日常生活の基本的な動作に直接影響するので、悩んでいる人も多いと思います。その原因はさまざまですが、ひざ以外にあることも多いです。たとえば、足裏や足首の一部に偏って体重がかかるような立ち方、歩き方を続けると、間接的にひざの痛みを引き起こすことがあります。セルフチェックができ、調整もしやすい「足裏」と「腓骨（すねの外側の骨）」に着目、今ひざが痛くない人も、予防としてぜひ行なってみてください。

まずはセルフチェックをします。立ったり歩いたりするときに、足の左右、つま先とかかと、親指側と小指側を比べて、どこに体重がかかっているか、からだの偏りを確認します。

ひざが痛む場合は、関連して足裏にも圧痛があることが多いです。「タオルでひざ伸ばし」は、足裏の痛む（＝体重がかかりやすい）部分を探り、あらためてタオルで圧をかけ、一気に脱力することで、足裏の緊張をリセットし、間接的にひざを調整します。「片ひざ抱え」は力が入りにくいほうの足に刺激を入れ、左右のバランスを立て直し、踏ん張れる状態にします。同時に、構造的に安定しにくい腓骨を本来あるべき位置に引き上げ、ひざの安定を目指します。

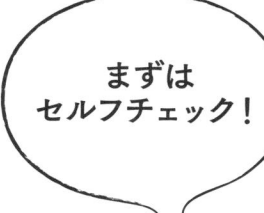

まずは
セルフチェック！

立ったり歩いたりするときに、足の左右、つま先とかかとと、親指側と小指側をそれぞれ比べて、どこに体重が偏ってかかっているかチェックしましょう。

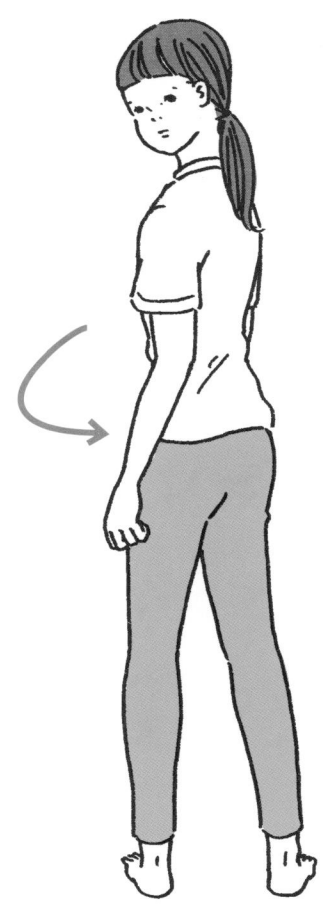

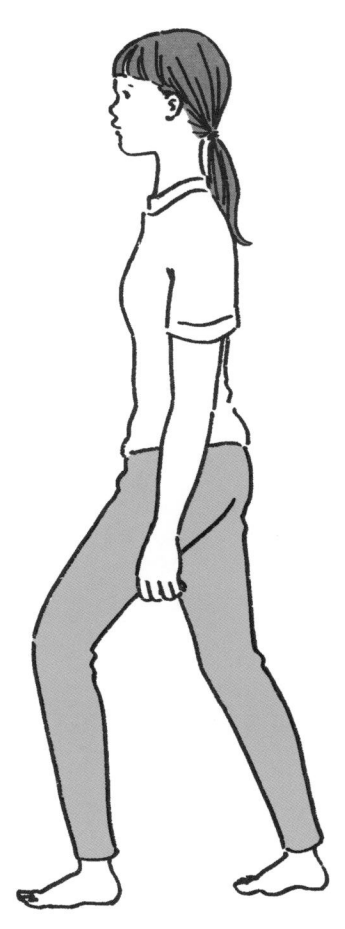

ここをチェック！❷

足を腰幅に開いて立つ。左右片方ずつ、図のような角度まで後ろを振り返る。

◎左右どちらに振り向いたときのほうが、足が後方に流されず、踏ん張りがきくか。
◎振り向いたときに、それぞれの足の親指側と小指側のどちらがより踏ん張っている（体重がかかっている）か。

ここをチェック！❶

足を腰幅に開いて立つ。足先とひざは真正面に向ける。片方の足を1歩前に出し、ひざを曲げてからだの重心を前にずらして床を踏み込む。終わったら反対の足も同様に行なう。

◎左右どちらの足のほうがしっかり床を踏み込めるか。
◎踏み込んだほうの足の、つま先とかかとのどちらに体重がかかっているか。

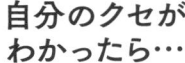

その
1

タオルでひざ伸ばし

足裏にかかる体重の偏りをリセットする

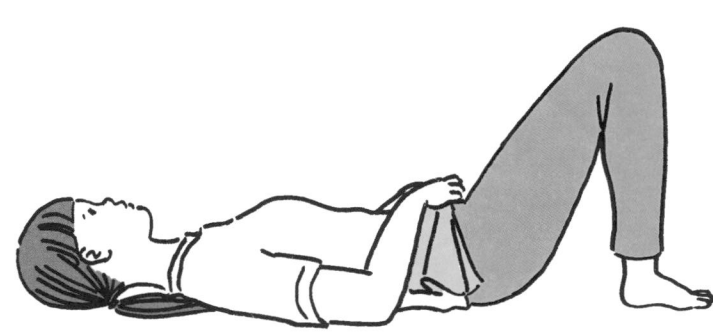

1. ひざに痛みのあるほうの足の裏を指で押し、痛い部分を探る。ひざの痛みがない人は、セルフチェックの❶と❷をし、より踏み込みやすい(踏ん張りのきく)ほうの足の裏で、とくに体重がかかっていると感じたあたりを押し、痛みの位置を探る。
2. 仰向けになり、足を腰幅に開く。両ひざを立てる(図)。

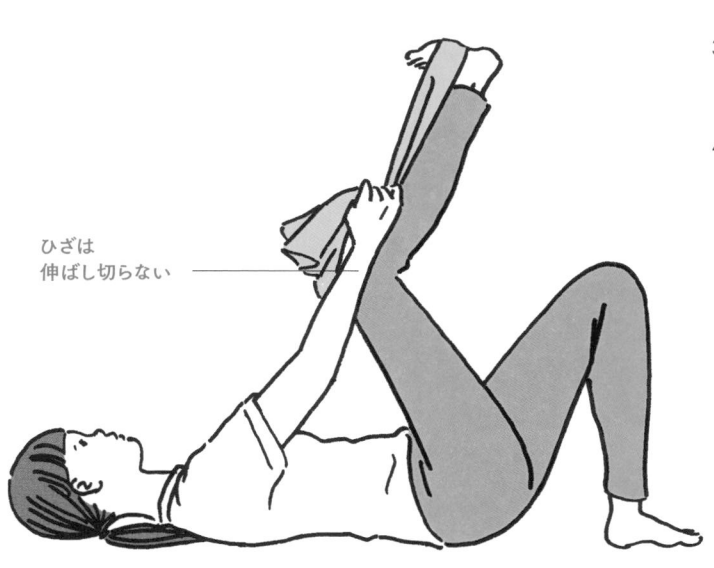

ひざは
伸ばし切らない

3. 調整するほうの足を上げ、足裏の痛い部分にタオルの中心を当てるようにして引っかける。
4. タオルの両端を持ち、引っ張って抵抗をかけながらひざと股関節を伸ばす。引く角度を調整し、足裏の痛みにピンポイントで圧がかかり、ひざがふらつかない位置を探す。この状態で2～3回深呼吸し、脱力する。2～3回繰り返す。終わったら反対の足の土踏まずにタオルをかけ、同様に1回行なう。

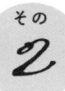 **その2 片ひざ抱え**

足を踏ん張りのきく状態にし、ひざを安定させる

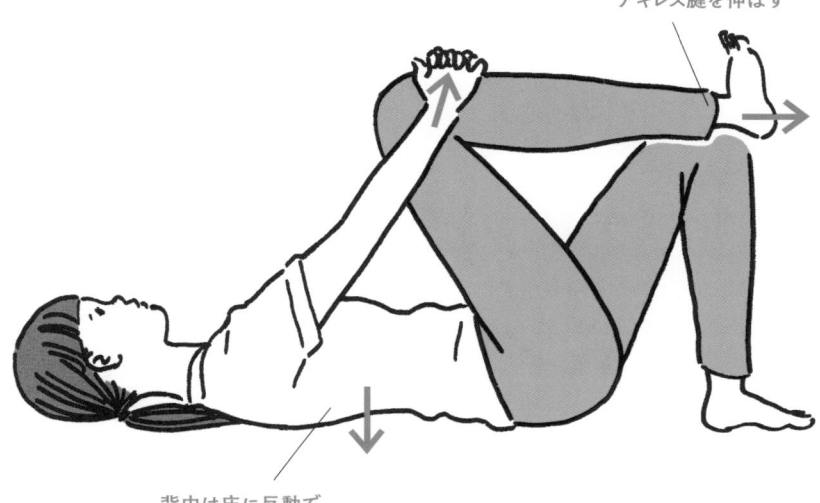

かかとを突き出し、
アキレス腱を伸ばす

背中は床に反動で
押しつけられる

1. 仰向けになり、足を腰幅に開く。両ひざを立てる。
2. 両手の指を組み、痛いほうのひざ（もしくはセルフチェック❷で踏ん張りにくかった足の ひざ）をしっかり抱える。腓骨のでっぱりに手を引っかけ、両手ではさむように固定する。
3. 両手のひらにすねを押しつけるようにひざを上方に突き出す（図）。2〜3回深呼吸したら、 脱力する。2〜3回繰り返す。終わったら反対の足でも同様に1回行なう。

ここにきかせる！

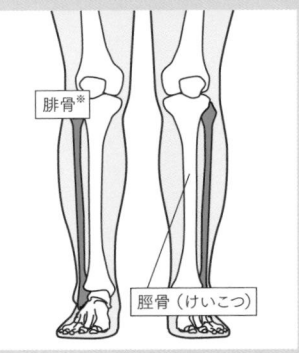

腓骨※

脛骨（けいこつ）

腓骨は、すねの外側にある骨です。ひざ関節を直接構成しま せんが、ひざ周囲の大きな筋肉が付着しています。O脚の人 などは本来脛骨にかかるべき体重が、この腓骨に偏りがち。 細い骨なので、それが原因で足首やひざの痛みを引き起こす こともあります。「片ひざ抱え」では、この腓骨を本来あるべ き位置に引き上げ、ひざや足首の負担を軽減します。

※ひざの皿のすぐ下の外側にあるぼこっとした部分が腓骨の上端。「片ひざ抱 え」ではそこに手を引っかけて固定する。

からだが冷えているとき

ここからはからだの内側の悩みにアプローチしていきます。ここでいうからだの内側とは、自律神経系のことです。自律神経系とは、呼吸、血液などの循環、体温調節、消化、排せつなど、生命維持に必要な機能の体系のことです。このほとんどは、私たちの意識とは関係なく自動制御されていますが、そのシステムに"エラー"が出ると、冷えや不眠、消化不良といった不調の原因となります。ゆったりとした呼吸や気持ちのよい姿勢や動きは、呼吸数や脈拍などの乱れを整え、エラーを修復するきっかけをつくるのです。同じく気持ちのよい感覚を使う操体法も、自律神経系の調整に役立つと考えられています。

まずは「冷え」を取り上げます。寒さにあたったり、長時間デスクワークが続くと、交感神経*の活動が高まって筋肉は縮こまり、末梢の血管が収縮します。結果、血の巡りが悪くなり、冷えを感じやすくなるのです。

交感神経は背骨（脊椎）のすぐ前を走るので、その周辺の筋肉（多裂筋）をバランスよく動かしてムダな緊張を緩めることで、間接的に交感神経の活動が抑えられます。これで、からだを温める下地ができるのです。

---

*自律神経には、交感神経と副交感神経という2種類の神経があり、お互いにアクセルとブレーキのようにからだの状態をコントロールしている。

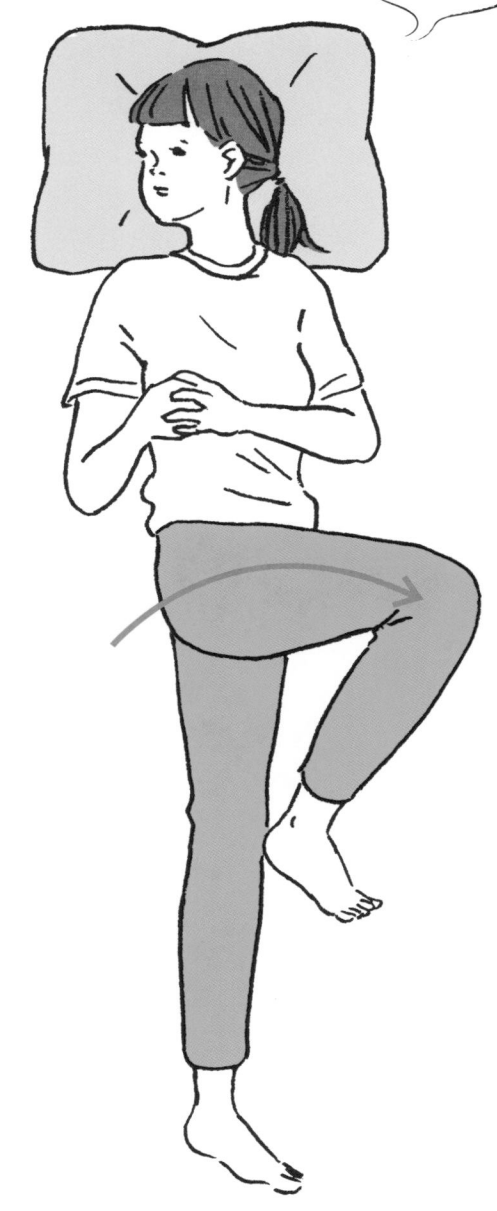

まずは
セルフチェック！

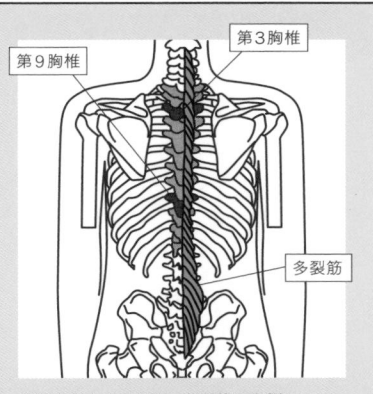

第9胸椎　第3胸椎

多裂筋

※背中側から見た図。多裂筋は右側のみ
を示している。

ここにきかせる！

次ページの「ひざ倒し」は、多裂筋（脊椎に沿って左右対称に走る筋肉）を動かすことで、胸椎をしっかりひねり、近くを走る自律神経を刺激することを目的としています。とくに、「ひざ倒し（ひざ固定）」は第3胸椎、「ひざ倒し（ひじ固定）」は第9胸椎と、効果の大きい箇所の動きを引き出します。イメージしながら動いてみましょう。

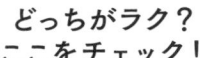

どっちがラク？
ここをチェック！

ひざを倒したときに反対側の肩が床から浮いたり、伸ばしたからだの側面に痛みやつっぱりがある場合は無理をしている状態。その反対が倒しやすい（ラクな）ほうです。

1. 仰向けになって胸の上で手を組む。
2. 左右どちらかのひざを立て、骨盤を転がすようにひねって立てたひざを倒せるところまで倒す。両肩はできるだけ床につける。顔はひざと反対に向ける。終わったら反対側でも行なう。

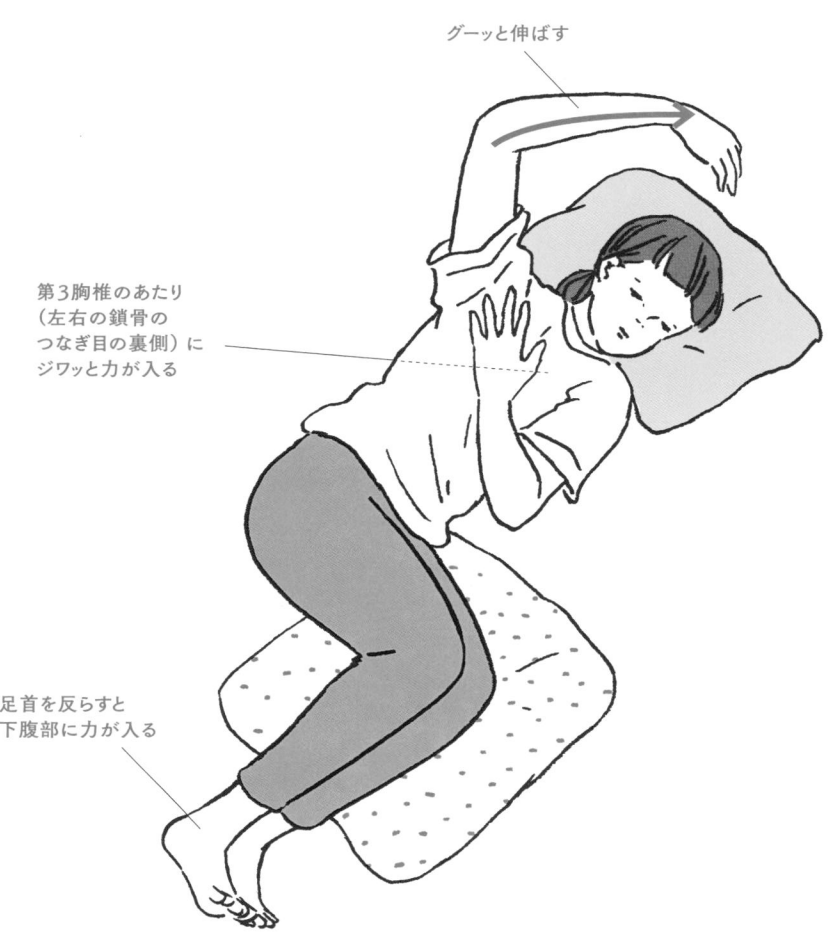

その **1** ひざ倒し（ひざ固定）*

どちらがラクか
わかったら…

胸部の緊張をほぐし、肩〜手先の血の巡りをうながす

グーッと伸ばす

第3胸椎のあたり
（左右の鎖骨の
つなぎ目の裏側）に
ジワッと力が入る

足首を反らすと
下腹部に力が入る

1. 仰向けになって両ひざを立てる。
2. 両ひざをそろえて、左右どちらかラクなほうに倒せるところまで倒しきる。
3. ひざを倒したほうと逆側の肩の前側をもう一方の手で押さえる。ひじは
   やや曲げ、腕は大きいバランスボールを抱えるように遠くへ伸ばす。胸
   は背中側に少しへこませ、左右の肩甲骨の間を広げる。この状態で2〜3
   回深呼吸し、脱力する。2〜3回繰り返す。終わったら反対側も同様に1
   回行なう。

*p6「ひざ倒し」を応用している。

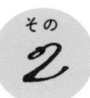

その2 ひざ倒し（ひじ固定）

下半身にひねりを加え、足の血の巡りをうながす

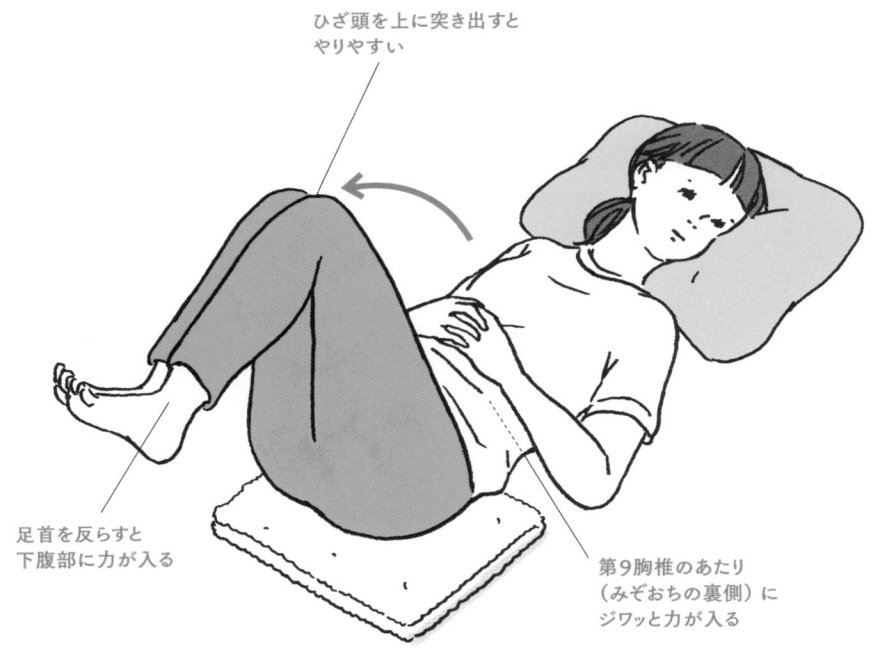

ひざ頭を上に突き出すと
やりやすい

足首を反らすと
下腹部に力が入る

第9胸椎のあたり
（みぞおちの裏側）に
ジワッと力が入る

1. 仰向けになって胸の上で手を組み、両ひざを立てる。
2. 肩やひじを床につけたまま、両ひざを胸に向かって持ち上げる。ひざ頭がへその真上にくるあたりで止める。
3. そのまま両ひざを左右どちらかラクなほうに倒せるところまで倒す。みぞおちをへこませるように背中を床に押しつける。2〜3回深呼吸して脱力する。2〜3回繰り返す。終わったら反対側も同様に1回行なう。

不眠のとき

寝つきが悪い、朝スッキリ目が覚めないなど、交感神経系が緊張モードになっていると睡眠の質は下がりやすいです。この場合の交感神経系の緊張モードとは、日中の仕事や生活の中で生じたからだの緊張や精神的な興奮状態のことです。いきなり布団に入ってからだを横にしても、興奮の度合いによってはこの状態がなかなかほぐれないこともあると思います。そのようなときは、一度からだを起こして調整し、仕切り直してみるのもよいでしょう。

耳の周囲の調整*はリラックスモードをつくり、副交感神経系のスイッチが入りやすくなるので、緊張モードを解除するのに役立つでしょう。耳の孔（あな）は他の人が触れに

くく効果がいろいろ期待できるので、セルフケアにはもってこいのポイントです。ただしこのあたりの皮膚は繊細で感じやすく、奥には平衡感覚をつかさどる神経や脳に通じている血管も通っているので、ごくごく軽く触れてやさしく動いてみてください。

また呼吸も睡眠に深く関係します。ターゲットをしぼった肋間（ろっかん）の緊張をとる調整は、ゆったりした呼吸を促し深い睡眠を導きます。さらに自律神経の調整にもつながり、肺の機能を正常にする効果も期待できます。

＊「耳押し」は以下を参考にしている。小柳弐魄（2016）「つやプラ　秋の夜長にすーっと眠りに入れる、簡単耳ツボ押しのコツ」
https://tsuyaplus.jp/archives/59899（参照 2022-9-7）

その
1 **耳押し** 耳の孔をやさしく刺激して自律神経を調整する

1. つま先を立ててひざまずく（跪坐）。両ひざは少し開く。
2. 両手を後頭部に回してからだを左右にひねり、どちらにひねりやすいかチェックする。

◎ひざや足首が痛ければ、無理をせずいすに座って行なう（他の動きも同様）。

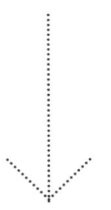

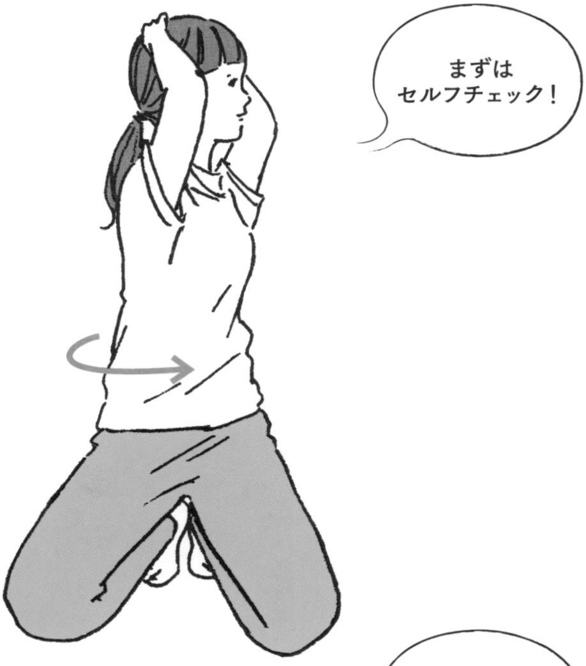

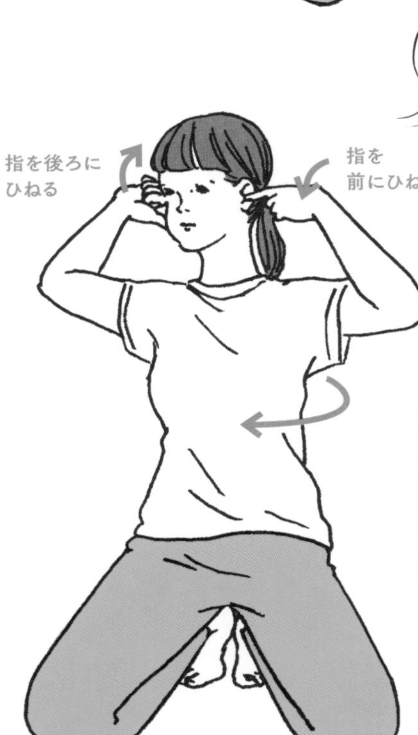

3. 跪坐の姿勢で、左右の人差し指を、爪を上に向けた状態で両耳の孔に入れる。
4. 指先が耳の奥に軽く触れた状態で、からだをひねりやすいほうにひねる。同時に手首を矢印の方向に回して指をひねり、耳の孔に気持ちよくフィットする位置を探す。
5. 見つかったら2〜3回深呼吸して脱力する。2〜3回繰り返す。終わったら反対側も同様に1回行なう。

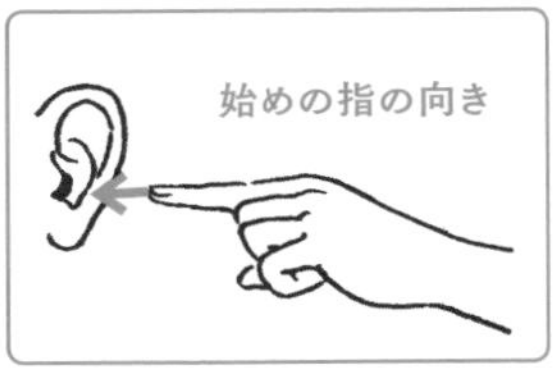

まずは
セルフチェック！

どちらがラクか
わかったら…

指を後ろに
ひねる

指を
前にひねる

始めの指の向き

その2 ろっかん 肋間押し

胸部をリラックスさせて呼吸を整える

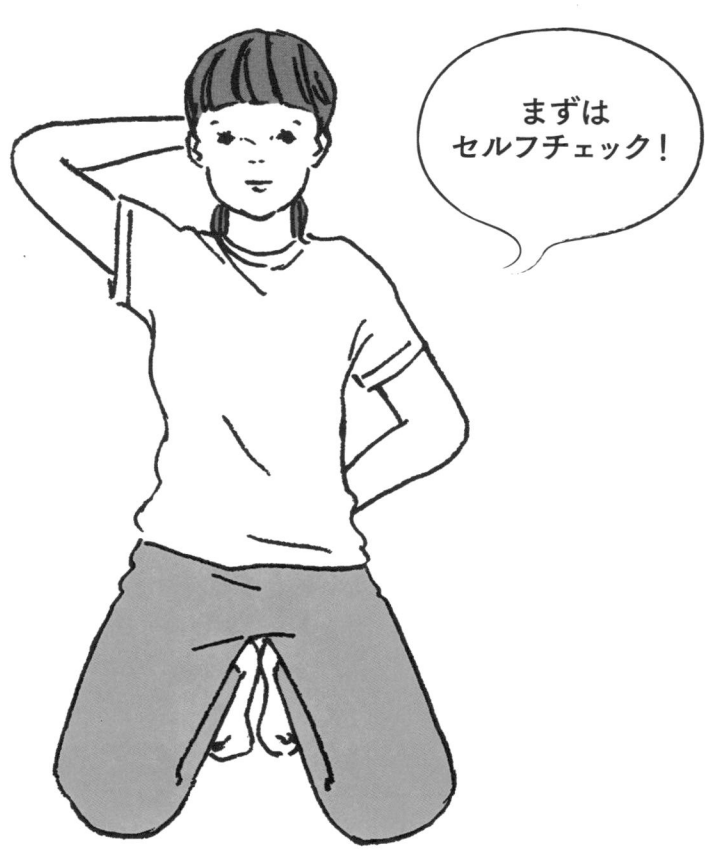

まずは
セルフチェック！

1. 跪坐の姿勢で片手を後頭部に、もう一方の手を腰の後ろに回す。その逆も行ない、どちらの腕が上げやすいかチェックする。

◎この動きは、左右の肩関節の動きのくせのチェックにもなる（p15参照）。

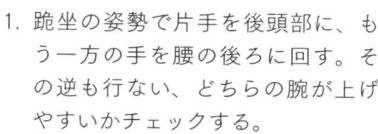

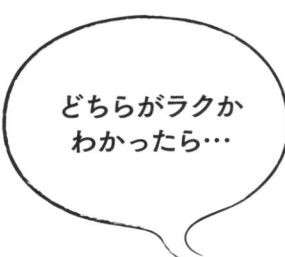

どちらがラクか
わかったら…

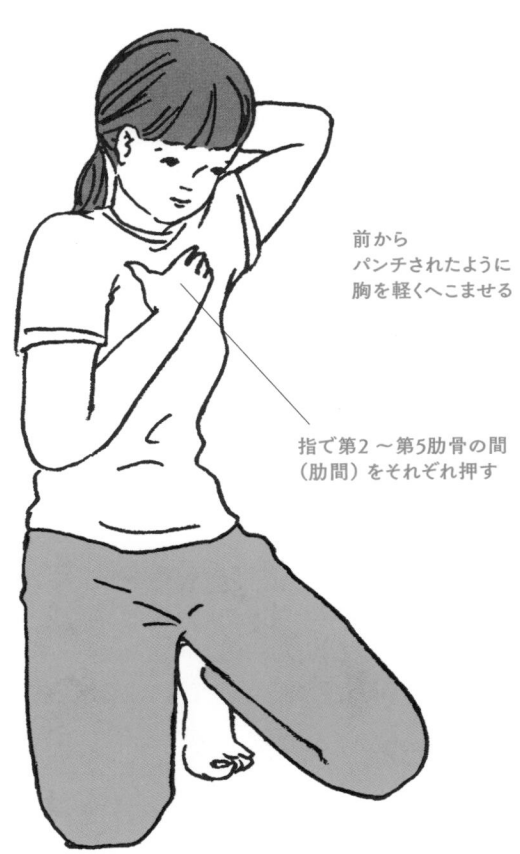

前から
パンチされたように
胸を軽くへこませる

指で第2〜第5肋骨の間
（肋間）をそれぞれ押す

2. 跪坐の姿勢で、上げやすいほう
   の手を後頭部にあて、もう一方
   の手の指で反対側の第2肋骨か
   ら第5肋骨の間（下図参照）を上
   から順にそれぞれ軽く押し、刺
   激を感じる位置を探す。
3. 見つけたら軽く押し、刺激から
   逃げるように背中をグーッと丸
   める。そのまま2〜3回深呼吸
   して脱力する。2〜3回繰り返す。
   終わったら反対側も同様に1回行
   なう。

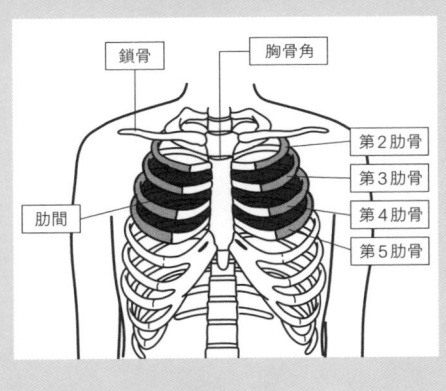

鎖骨
胸骨角
第2肋骨
第3肋骨
第4肋骨
第5肋骨
肋間

ここにきかせる！

左右の鎖骨のつなぎ目から指2本分下がった
あたりに胸骨のつなぎ目（胸骨角）があり、
触ると出っ張っています。そこから左右につ
ながっているのが第2肋骨、その下に第3肋
骨、第4肋骨、第5肋骨と続きます。肋骨同
士の間（肋間）を刺激することで、間接的に
肺をつかさどる自律神経が刺激され、呼吸が
整って快眠につながるのです。

胃もたれ、お腹がゴロゴロするとき

交感神経系の緊張モードや副交感神経系の機能低下だけでなく、自律神経系全体の調整機能がダウンしてしまって、からだの不調が起きることもあります。暑くて寝苦しい夜が続いたり、冷房の効いた部屋で長時間仕事をしたり…。夏はとくに自律神経系の疲れを引き起こしやすい季節です。お腹の調子も自律神経系の支配下にあるので、食欲が低下したり、調子をくずしたりしやすくなるのです。

そんなお腹の調子を整えるきっかけとして、背中や腹部に適度に刺激を入れるといいでしょう。操体法の脱力の仕方に、「瞬間脱力」という表現があります。体勢をキープしたあと、力を抜くときにゆっくり抜くのではな

く無理のない範囲で一気に抜くのです。「ポトン」「ストン」と抜くイメージです。軽く皮膚を叩くような刺激が、からだの不具合の原因となる筋肉の緊張や背骨のアンバランスを改善しやすくします。脱力の仕方を工夫して自分にちょうどいい刺激を見つけていきましょう！

「胸反らし」は、操体法のルーツのひとつ正體術（せいたいじゅつ）や、ヨガのポーズにも同様の姿勢があります。それぞれ目的に沿った動きをすることによって効果的な調整法となります。

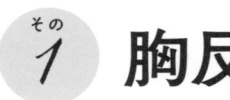 **胸反らし**

みぞおちを広げ、背中からも刺激を与えて胃の動きを活発にする

視線は頭上にやる

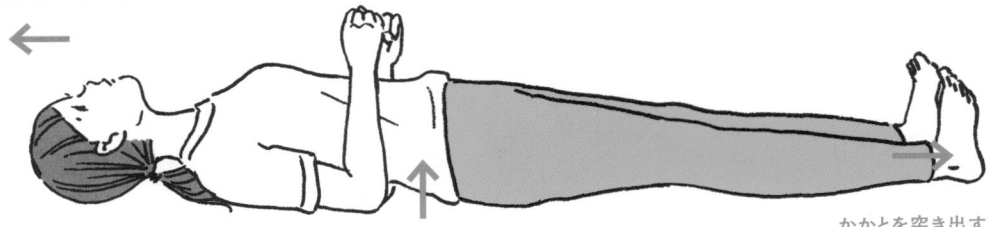

背中を浮かせて胸を反らす

かかとを突き出す

1. 仰向けになって足を腰幅に広げる。
2. こぶしを握り、床にひじを立てる。みぞおち周辺を
   ストレッチするように胸を反らす。背中は少し浮か
   せる。
3. 頭の上に視線をやるように目を動かす。無理なく適
   度に首が反る。

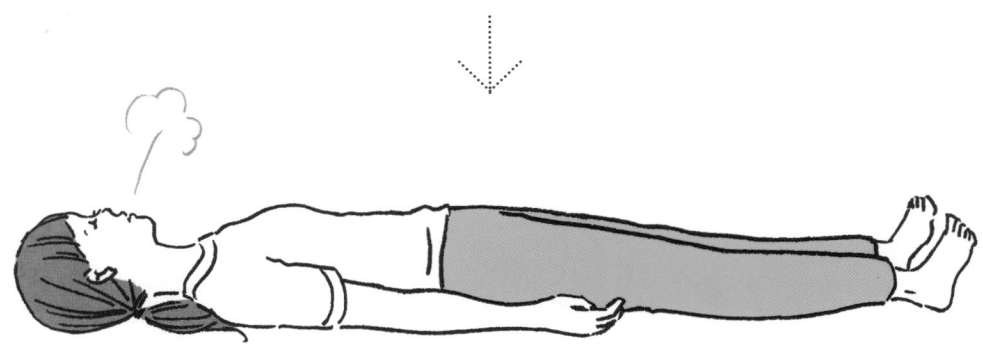

4. 3呼吸ほど姿勢をキープしたら、反らした胸の力を
   一気に抜いて脱力し、ストンと背中を床に落とす。
   このときの衝撃で胃が軽く刺激される。次に手足の
   力も緩める。2〜3回繰り返す。

その **2** # うつ伏せ かえる足（応用）*

太もものストレッチと、脱力時の刺激で腸の活動をうながす

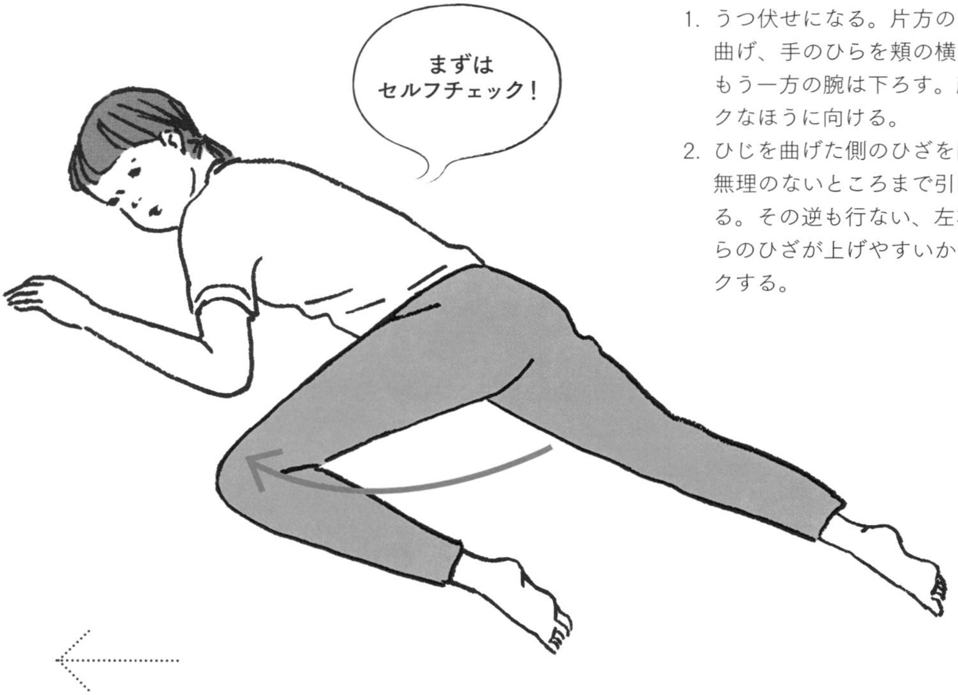

> まずは
> セルフチェック！

1. うつ伏せになる。片方のひじを曲げ、手のひらを頬の横に置く。もう一方の腕は下ろす。顔はラクなほうに向ける。
2. ひじを曲げた側のひざを曲げ、無理のないところまで引き上げる。その逆も行ない、左右どちらのひざが上げやすいかチェックする。

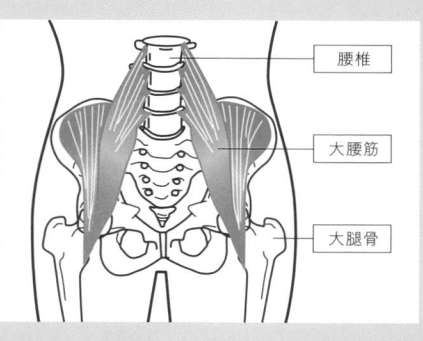

腰椎

大腰筋

大腿骨

ここにきかせる！

腰椎の前側から、骨盤の前を通って大腿骨（だいたいこつ）の付け根まで、「大腰筋（だいようきん）」という筋肉が走っています。「うつ伏せ かえる足（応用）」は、太もも前側を伸ばすことで大腰筋のストレッチになります。また、脱力時にはストンと太ももが落ち、大腰筋に適度なショックを与えます。ストレッチや脱力によって大腰筋が刺激されることで、腸などの隣接する臓器も間接的に刺激されて、動きが活発になるのです。

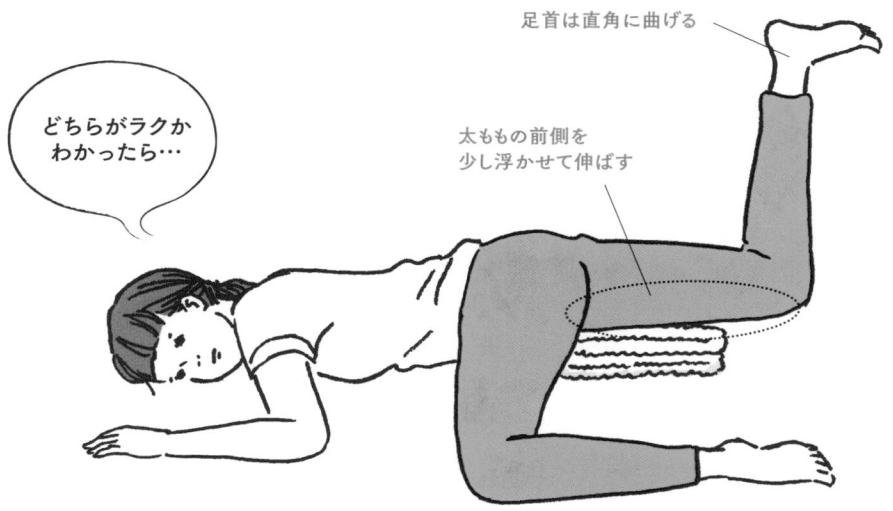

足首は直角に曲げる

太ももの前側を
少し浮かせて伸ばす

どちらがラクか
わかったら…

3. セルフチェックで上げやすかったほうのひざを上げ、
   同じ姿勢をとる。反対の足の太ももの下に、たたん
   だタオルをはさむ。ひざを垂直に曲げる。

4. タオルにのせた足の足首を直角に曲げ、太ももの前
   側を少しだけ浮かすようにして伸ばす。

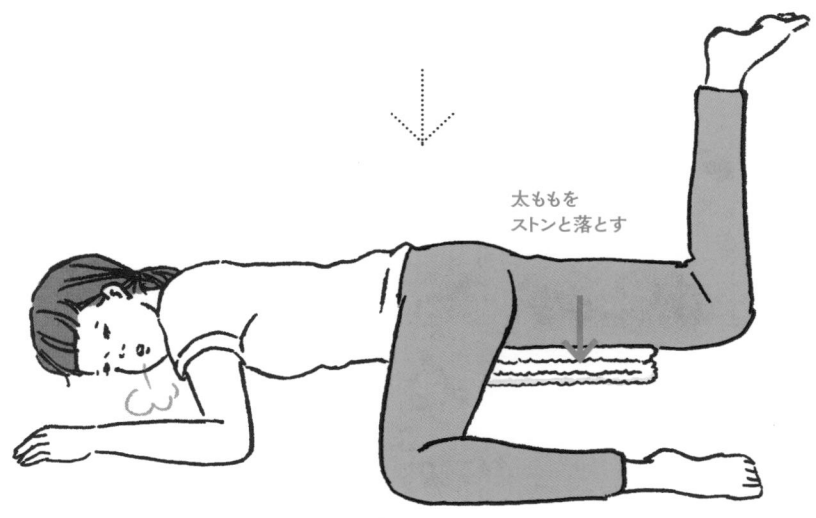

太ももを
ストンと落とす

5. 3呼吸ほど姿勢をキープして一気に全身の力を抜き、
   太ももをタオルの上にストンと落とす。2〜3回繰
   り返す。終わったら反対側も同様に1回行なう。

*p8「うつ伏せ かえる足」を応用している。
◎腰痛のある人は腰が反りすぎないように注意して行なう。痛みを感
じる場合は控える。

頭痛のとき

「後頭下筋群」は後頭部の小さな筋肉群で、眼球運動とも連動し、からだの位置や動きの微妙なバランスをコントロールしています。長時間のデスクワークなどで同じ姿勢を続けたり目を使いすぎたりすると、筋肉が緊張を起こし、頭痛の原因になるのです。「かかと伸ばし」はかかと〜背中〜後頭部の連動した動きを導き、後頭下筋群を刺激します。かかとをベッドに押し込むことで、後頭部に当てた指に力が入るのを感じてみてください。

季節や天気の変わり目に発症しやすい症状を「気象病」と呼び、出やすい症状のひとつに頭痛があります。鼓膜の奥の内耳は気圧の変化を感知し、その情報を受けた脳が、自律神経系を通じてからだの機能を調整します。内耳が敏感な人は小さい気圧の変化でも過剰に反応し、自律神経のバランスがくずれやすいのです。とくに交感神経が活発になると少しの刺激でも痛みを感じやすく、頭痛が起きます。

「四股」は耳から鎖骨にかけて伸びる「胸鎖乳突筋」の調整になり、耳や首の周りの血流と、自律神経のバランスを改善する効果が期待できます。また、「四股」の姿勢で踏ん張ると、腰や下腹部が安定し、頭部の緊張を緩めることができます。

その **1** ## かかと伸ばし*

かかとに引っ張られて全身が伸び、後頭部のこりがほぐれる

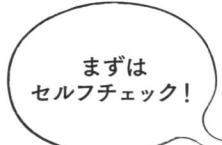
まずは
セルフチェック！

1. ベッドや布団の上で仰向けになる。両手の指を組み、後頭部を包む。足を腰幅に広げ、アキレス腱を伸ばすように、かかとを片方ずつ突き出す。どちらが力が入りやすく、気持ちよく伸びるかチェックする。

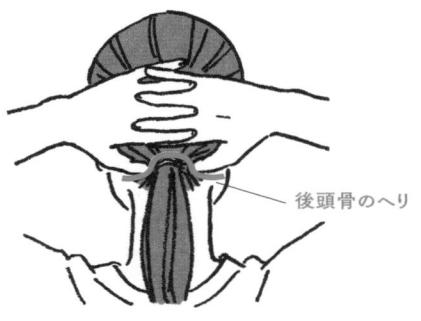

後頭骨のへり

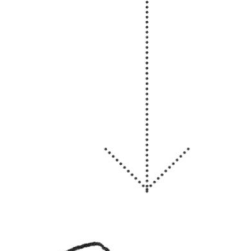
どちらがラクか
わかったら…

2. セルフチェックの姿勢（仰向け）のまま、両手の親指を後頭骨のへりに沿わせながら軽く親指で押し、こりやこわばった部分を探す。

3. 見つけたら親指で軽く押し、セルフチェックで気持ちよく伸びたほうの足のかかとを突き出しながら、ベッドに押し込む。2〜3回深呼吸して脱力する。2〜3回繰り返す。終わったら反対の足でも同様に1回行なう。

*p7「ひざ立て踏み込み＋かかと伸ばし」を応用している。

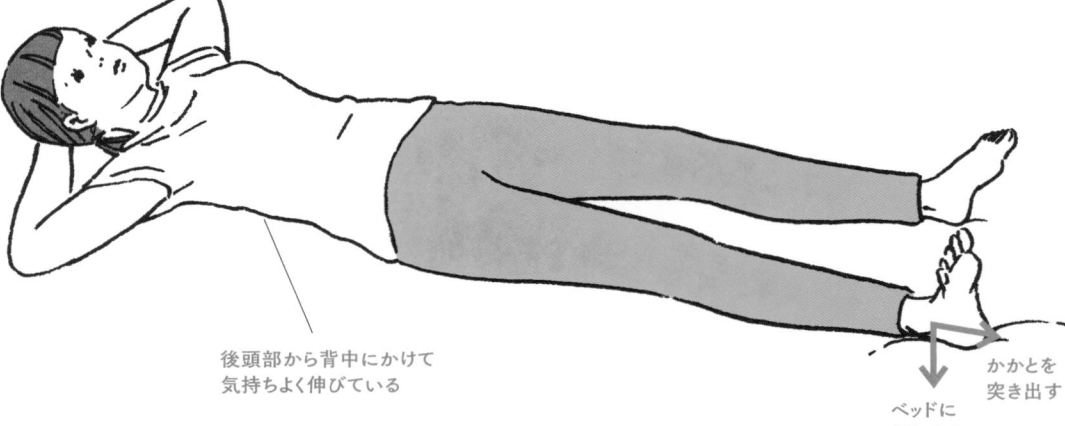

後頭部から背中にかけて
気持ちよく伸びている

ベッドに
押し込む

かかとを
突き出す

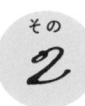 その **2** <ruby>四股<rt>し こ</rt></ruby>

首周りの筋肉の緊張をとって
内耳のコンディションを整える

1. 足を腰幅より少し広めにして立つ。
   両腕をこれ以上回らないという位置
   まで後ろに回し、胸をグーッと開く。
   できれば両手を後ろで組む。

   ◎腕は無理に後ろに回すと肩を痛めるので、
   できる範囲にとどめる。

胸を左右に
グーッと
広げる

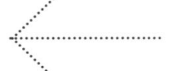

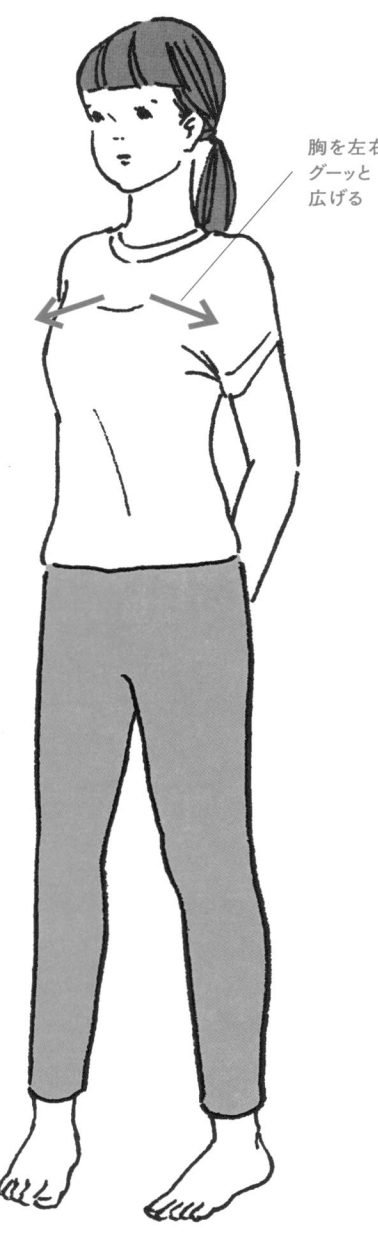

◎これらの操法は、気圧の変化や筋肉のこりによる頭痛を対象にしています。頭痛には重い症状につながるものもあるので、
違和感のある場合は早めに医療機関を受診しましょう。

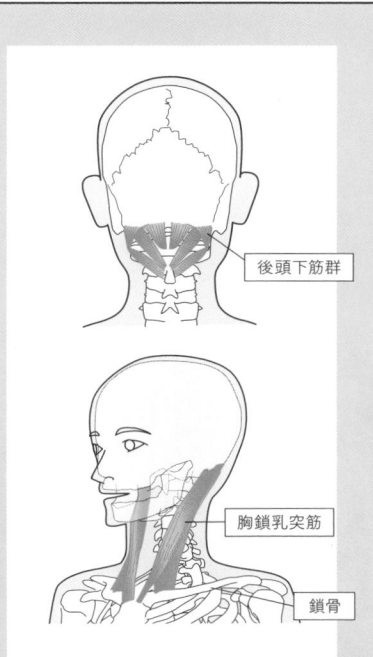

後頭下筋群

胸鎖乳突筋

鎖骨

ここにきかせる！

後頭下筋群は深層部にあるので直接指で刺激はできません。しかし、「かかと伸ばし」で頭を押さえながらかかとを突き出すことで、全身の背中側の筋肉にストレッチがかかり、間接的に刺激できます。

胸鎖乳突筋は首を動かすのに使う筋肉です。「四股」の動きで胸を開くと、胸鎖乳突筋も引っ張られてストレッチになり、緊張がほぐれます。

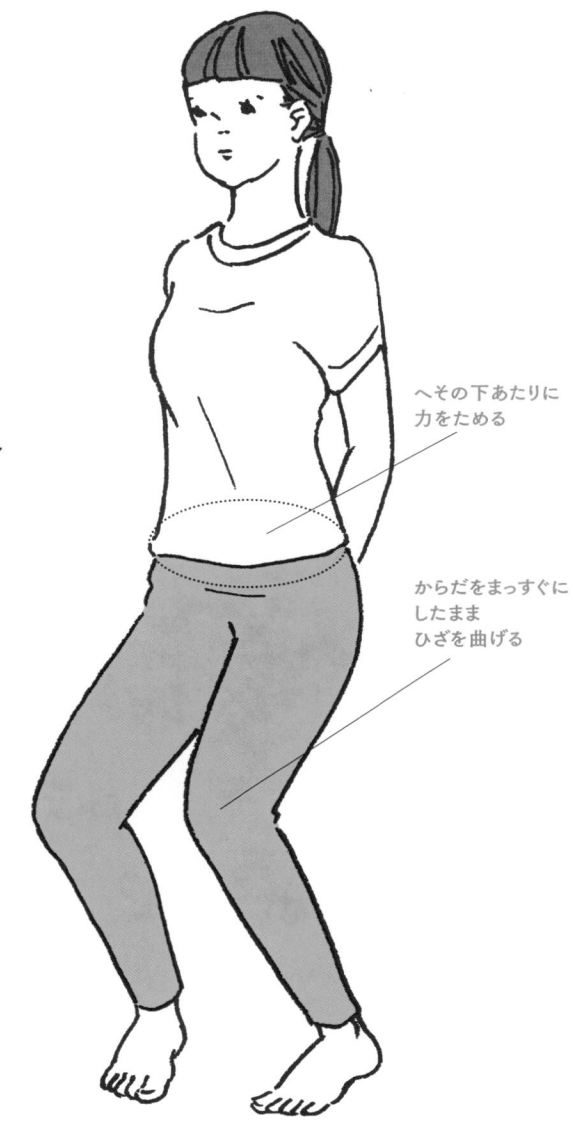

へその下あたりに力をためる

からだをまっすぐにしたままひざを曲げる

2. からだをまっすぐにしたまま、前後に倒れないようにしてひざを軽く曲げ、重心を下げる。へその下（丹田）のあたりに力をためる。

3. 姿勢をキープしながら2〜3回深呼吸して、ゆっくりとひざを伸ばす。2〜3回繰り返す。

生理痛やPMSのとき

生理痛やPMS（月経前症候群）の原因のひとつに、自律神経系の機能低下やバランスの乱れがあげられます。

背骨（脊椎）の位置でいうと、生殖器を支配する神経の出どころは大きく分けて2つあります。ひとつは仙骨周辺、もうひとつは胸椎12番（肋骨の一番下）から腰椎1番、2番あたりです（p41参照）。これらの神経周辺を、遠隔操作するように、間接的にコンディションを整えます。また婦人科系の悩みにきくツボにもはたらきかけます。

仙骨の調整「かかと伸ばし」は、操体法では基本的な動きです。仙骨の位置を固定し、かかとをしっかり伸ばすことで、ターゲットの仙骨に刺激が確実に届くように組み立てました。骨盤調整としても効果的です。

もうひとつは「開脚ひざ伸ばし」。内くるぶしの上にあるツボ「三陰交（さんいんこう）」は、婦人科系のトラブルがあると、押したときに痛みやこりを感じやすくなります。また、それと連動して足裏も、押すと同様の反応が出ることが多いです。この操法では足裏の痛みやこりを探り、そこに手を固定して圧をかけ、間接的に三陰交の緊張を緩めます。また、胸椎12番、腰椎1番、2番周辺を支える「腰方形筋（ようほうけいきん）」にもほどよい刺激が入ります。

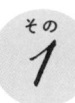**その1** # かかと伸ばし* 間接的に仙骨を刺激する

> まずは
> セルフチェック！

1. 仰向けになり、足を腰幅に開く。背中からへその裏にかけて床にべたっとつける。片足ずつ、かかとを突き出すように伸ばす。どちらがラクに伸ばせるか、つっぱりがないか、グラグラしにくいかなどをチェックする。

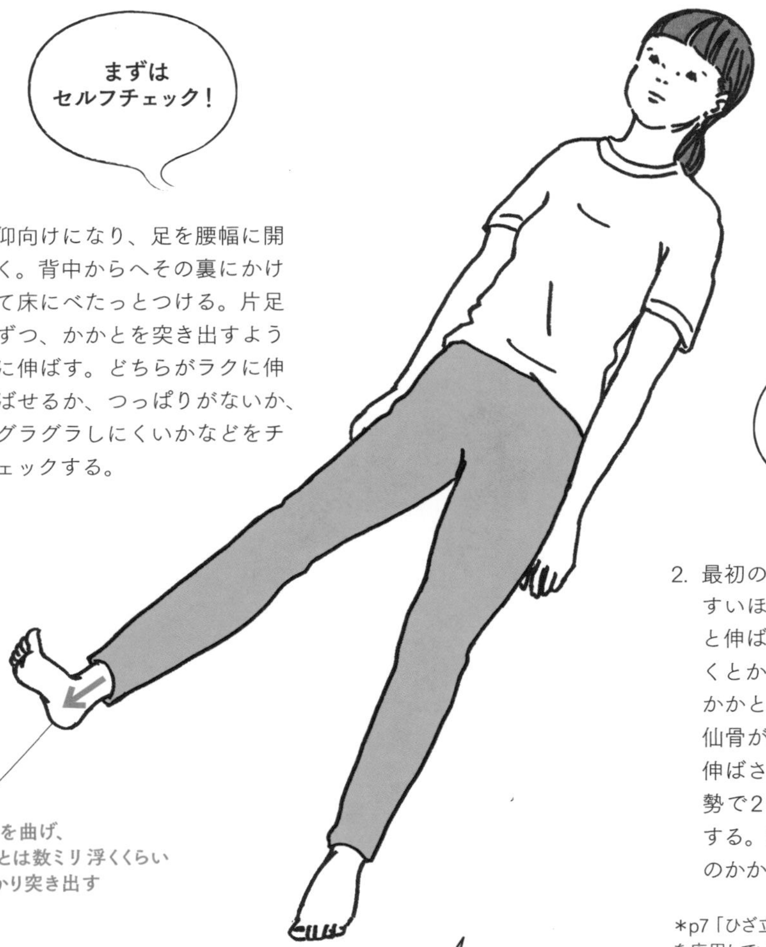

> どちらがラクか
> わかったら…

足首を曲げ、
かかとは数ミリ浮くくらい
しっかり突き出す

2. 最初の姿勢に戻り、伸ばしやすいほうのかかとをしっかりと伸ばす。外側に少し足を開くとかかとが伸びやすい（図）。かかと以外の部分は動かさず、仙骨が連動して足方向に引き伸ばされるイメージ。この姿勢で2〜3回深呼吸し、脱力する。2〜3回繰り返し、反対のかかとも同様に1回伸ばす。

*p7「ひざ立て踏み込み＋かかと伸ばし」を応用している。

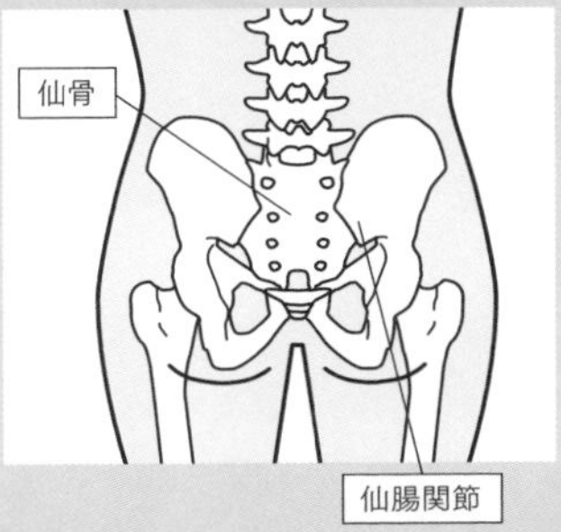

ここにきかせる！

仙骨は脊椎下部に位置する逆三角形の骨で、左右の関節（仙腸関節）で上半身の体重を支えています。周囲には主要な血管や神経が集中していて、東洋医学のツボもたくさん存在します。婦人科系のトラブル調整の重要なポイントです。

仙骨

仙腸関節

その **2** 開脚ひざ伸ばし

婦人科系のツボ「三陰交」周辺の筋肉の緊張やこりを緩める

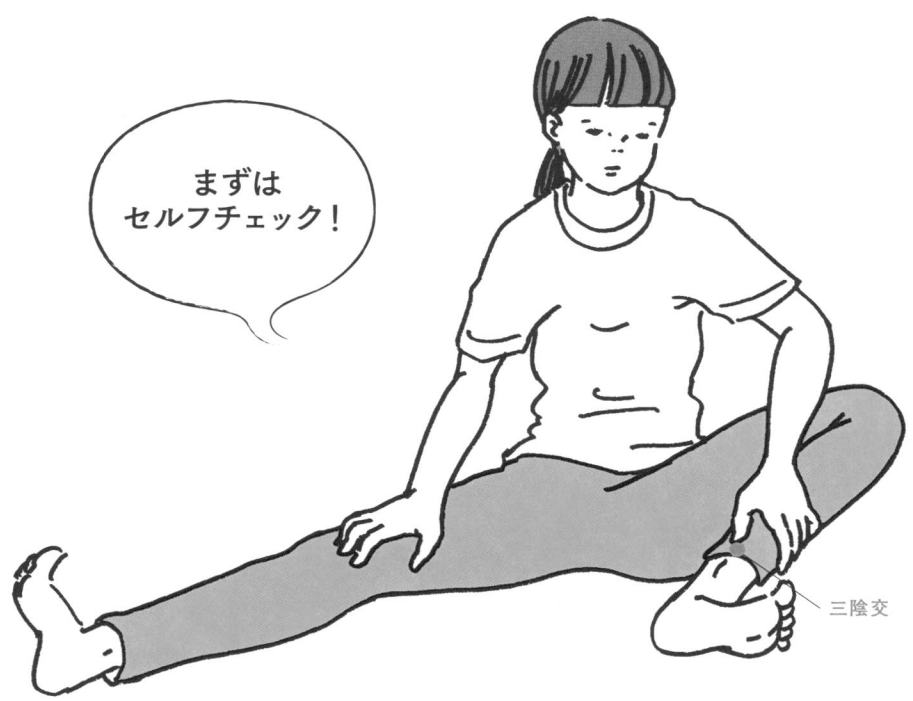

まずは
セルフチェック！

三陰交

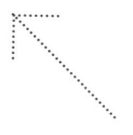

1. 床に座り、左右のひざを片方ずつ曲げて、三陰交（左ページ参照）を指で押す。左右どちらがよりこりや痛みが強いかチェックする。

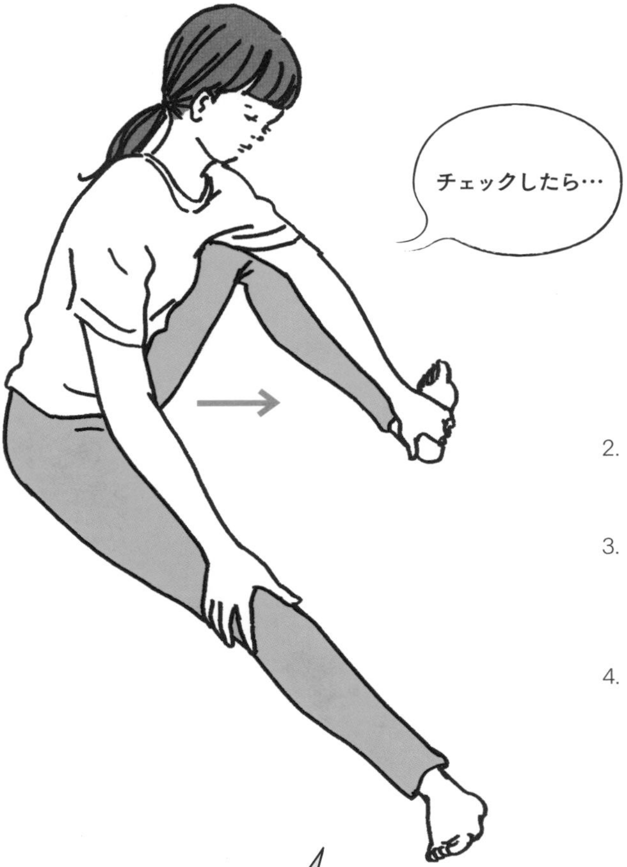

チェックしたら…

2. 三陰交のこりや痛みの強いほうのひざを曲げる（普段つりやすいほうの足があれば、そちらを曲げてもよい）。
3. 三陰交から足の裏に垂直に下がったあたりを指で押し、こりや痛む部分を探る。足先を反らしたり伸ばしたりしながら押すと探しやすい。
4. 痛みのある部分に指を当てる。足裏を手に押しつけるようにジワッと股関節とひざを伸ばす。この姿勢で2～3回深呼吸して脱力する。2～3回繰り返し、反対の足でも1回行なう。

ここにきかせる！

三陰交は、内くるぶしの一番高いところから指幅4本分上にあり、婦人科系のトラブルには有効といわれるツボです。また、この動きでは股関節やひざを伸ばそうとしながら体幹をまっすぐ維持することで、腰周り（腰方形筋）にも刺激が入ります。腰方形筋は胸椎12番、腰椎1番～4番に左右対称に付着しており、からだを前後左右に曲げたり、ひねったりするときに使われる筋肉です。

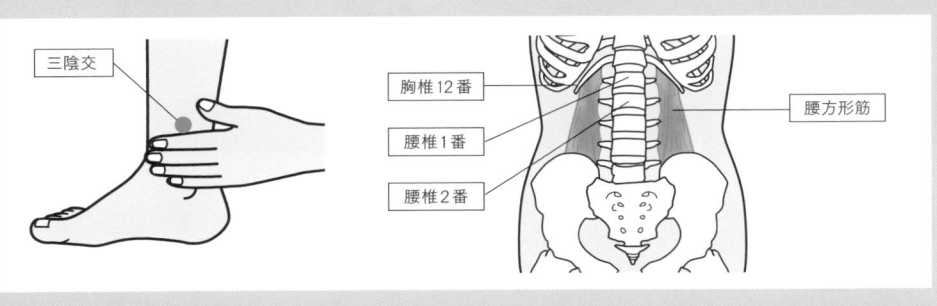

三陰交　　胸椎12番　　腰椎1番　　腰椎2番　　腰方形筋

頭部の緊張をほぐして こころのバランスを整える

こころとからだは、脳内の神経細胞から分泌される神経伝達物質の特性や量に影響を受けています。その分泌バランスがくずれると、怒りっぽくなったり、落ち込んだりと、こころが不安定になります。このバランスを整えることが、感情のコントロールにつながるのです。脳には直接触れられませんが、からだを動かすことで脳周囲の環境が整い、間接的に脳内の環境も調整できると考えられます。つらくて身動きがとれなくなる前に、知っておくとラクになる知恵を紹介します。

まず、顔に触れていきます。顔は自分の手や指で左右同時に触れることができるので、左右差を観察・調

整しやすくセルフケアに便利な箇所です。結果として、しわの軽減やリフトアップというおいしいおまけも期待できます。

今回は脳と脊髄神経を包む脳の「うつわ」＝硬膜(こうまく)に着目しました。顔(眉間)だけでなく離れていて関連が深い箇所(仙骨)と組み合わせることにより、トータルな調整を目指します。頭を包む皮膚や筋肉を調整し、骨にかかる張力の偏りをただすことで、間接的に脳内の神経伝達物質の分泌バランスも改善すると考えられます。

◎顔はデリケートな部位です。とくに眉間は急所にもなるところなのでやさしく触れてください。
あまり集中しすぎると気分が悪くなることもあるのでのんびりと試してみてください。

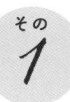 **その 1**

眉間伸ばし

脳の"うつわ"の
コンディションを整える

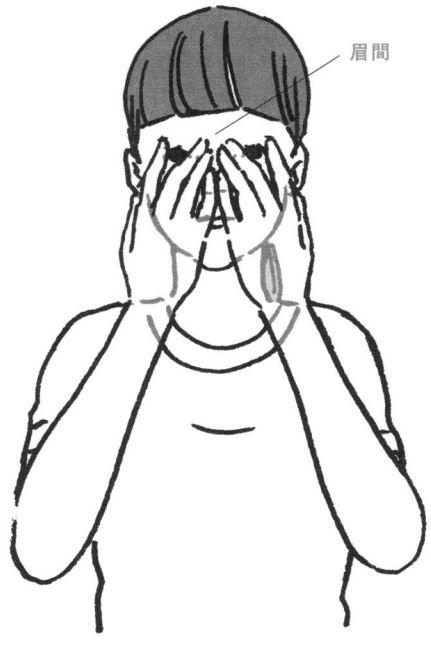

眉間

1. 眉間に両手の中指と薬指を軽く置き、
   手のひらで顔を覆う。

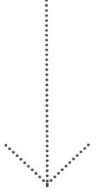

2. 指や腕、肩は固定したまま頭をゆっく
   りと左右に振り、どちらにラクに（ス
   ムーズに）動くかチェックする。眉間
   の皮の遊び部分（しわ）が動く範囲に
   とどめる。ラクに動く方向がわかった
   ら、その方向に頭を動かし、首の傾き
   やあごの位置も落ち着くように調整す
   る。その姿勢のまま、1分半ほど深呼
   吸を続ける。

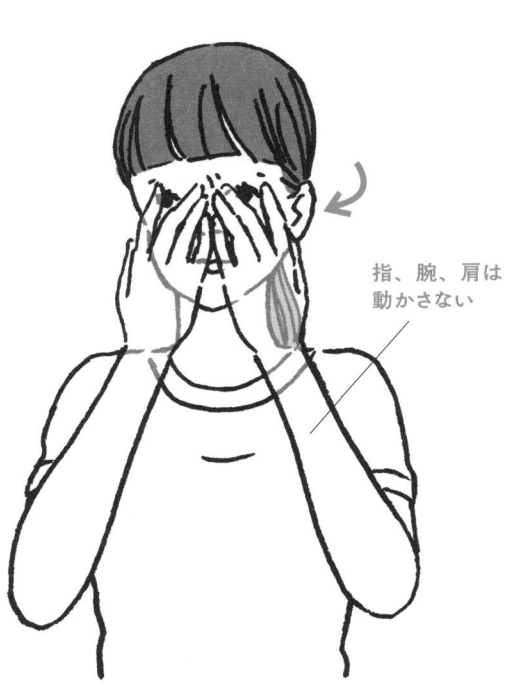

指、腕、肩は
動かさない

その2 ひざ抱え 仙骨を固定して圧をかける

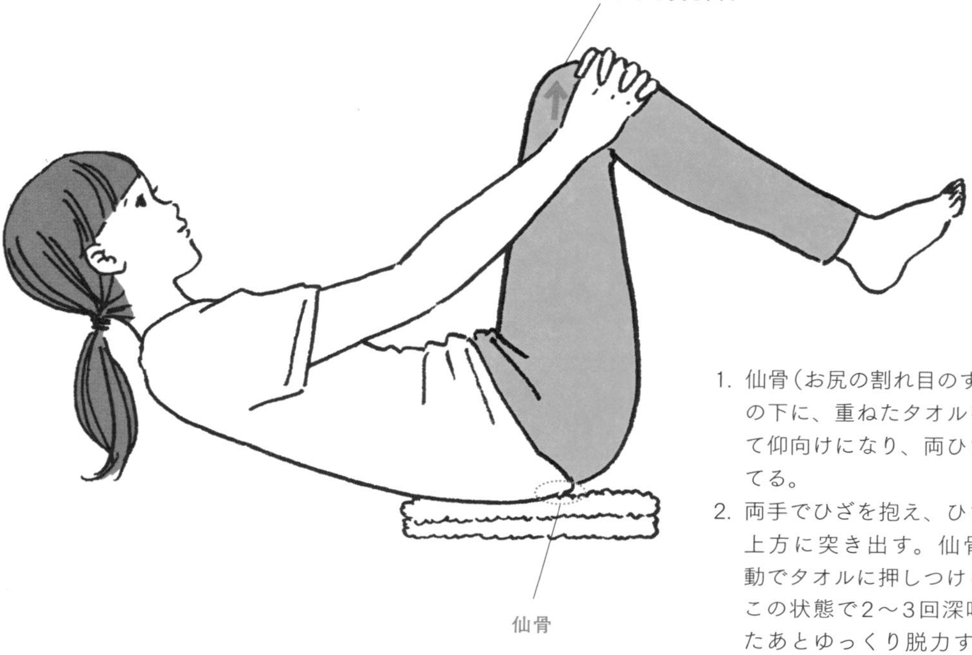

ひざは突き出す

仙骨

1. 仙骨（お尻の割れ目のすぐ上）の下に、重ねたタオルを敷いて仰向けになり、両ひざを立てる。
2. 両手でひざを抱え、ひざを前上方に突き出す。仙骨は反動でタオルに押しつけられる。この状態で2〜3回深呼吸したあとゆっくり脱力する。2〜3回繰り返す。

◎姿勢がつらい人は、後頭部〜背中にクッションを当てるとやりやすい。

ここにきかせる！

脳硬膜は眉間、脊髄硬膜は仙骨と、それぞれ密接な関係があります。これらの箇所は、今回の動きのように皮膚から刺激が送られたときに、硬膜や骨を通じて脳まで刺激が届きやすく、動きの効果が出やすいのです。どちらも長時間のデスクワークなどで、緊張してバランスをくずしやすいところなので、こまめに調整してみましょう。

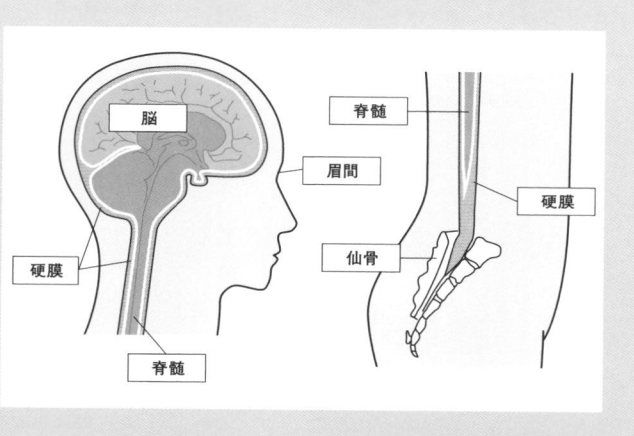

脳 / 脊髄 / 眉間 / 硬膜 / 硬膜 / 仙骨 / 脊髄

こころと操体法の関係

脳とこころの関係

脳は、数多くの「ニューロン」と呼ばれる神経細胞から構成されています。ニューロン内で生み出された神経伝達物質が細胞間で行きかうことで、情報伝達が行なわれるのです。

神経伝達物質は数十種類あるといわれ、代表的なものに「ドーパミン」「ノルアドレナリン」「セロトニン」などがあります。ドーパミンは快楽や達成感をもたらすといわれます。ノルアドレナリンはストレスに対抗しようというやる気をもたらし、過剰になると怒りにつながるとされます。セロトニンは幸福感を伝えるとされ、気持ちをリラックスさせるはたらきがあります。どれも人間が生きていく上で必要な感情で、そのバランスがとれていることで、こころの調子の波が極端にくずれることが避けられるのです。

もう少し
くわしく

脳の周囲の環境を整える

たとえば、「緊張型頭痛」と呼ばれるタイプの頭痛の場合は、身体的・精神的ストレスによる後頭部や首筋の神経や筋肉の緊張を解くことが必要です。また鍼灸や整体では、脳や脊髄の硬膜の緊張をリリースすることをイメージして頭蓋骨や仙骨に調整法を行なう施術家もいます。こうした手当てと同じような効果を、操体法を活用したセルフケアで目指しています。「動いてからだをケアする」という考え方で自分で治る力を引き出し、脳が安定してはたらける環境をつくり、こころのバランスが整うサポートをしましょう。

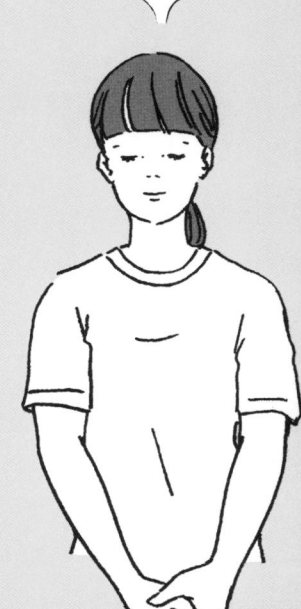

刺激を遮断しリラックスさせる

音やにおい、熱さ、冷たさ、かたさ、やわらかさなど外界からの情報にはさまざまな種類があります。動物は、それらを刺激として知覚し、行動しています。ヒトは、なかでも光刺激による視覚情報に多くを頼っているため、目が疲れやすくなっています。その上、パソコンなどを使用したりと目を使う時間が長くなり、現代の私たちはかつてないほど目が疲労しているはずです。

そこで操法としては、まず光刺激を遮断し、脳をリラックスさせます。その上で目の動きをつかさどる筋肉（外眼筋）をラクに動かし、疲労回復をはかります。目の周囲にやさしく触れることは、脳の機能改善にも有効だと考えられます。

「合谷」は、中国の古典に「面口は合谷に収む（面口（顔面部）の症状は合谷で調整する）」というくだりが出てくるくらい重要なツボです。自律神経系の観点からみても、手からの刺激が交感神経系の緊張を抑えて肩から頸にかけての血行をよくするので、脳のリラックス効果が高まります。通常のツボ押しと違い、合谷を押す側の腕や手は動かしません。押される側の腕のラクな動きを引き出し、ツボ押しと操体の相乗効果をねらいます。

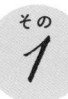

外眼筋のストレッチ

目から入る刺激をオフにしてリラックスする

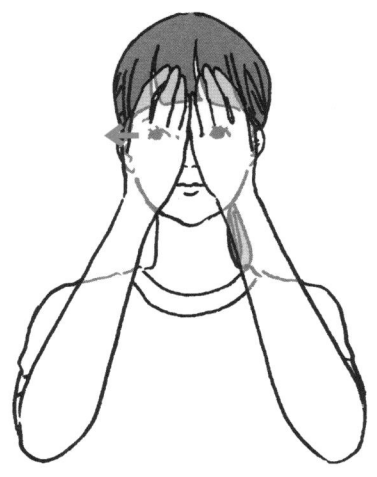

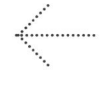

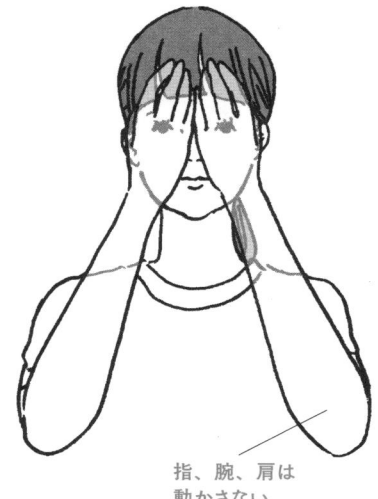

指、腕、肩は
動かさない

2. 手のひらと首は固定したまま、ゆっくりと目を上下左右に動かし、どの方向にラクに（スムーズに）動くかチェックする。ラクな方向がわかったら、手のひらをおいたままラクな方向に視線を向け続け、ゆっくり5回ほど深呼吸して脱力する。2〜3回繰り返す。終わったら反対側に視線を向けて1回行なう。

1. 水をすくうような形に両方の手のひらをくぼませる。目のくぼみの周囲の骨に手のひらを密着させるようにして目を覆う。指は閉じ、視界がなるべく暗くなるようにする。

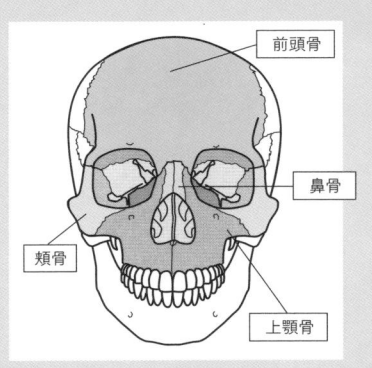

前頭骨

鼻骨

頬骨

上顎骨

ここにきかせる！

眼球の入ったくぼみ（眼窩）は前頭骨、頬骨、上顎骨、鼻骨など数多くの骨で構成されています。この操法は、それらに一度に触れて刺激することができ、間接的に脳内の環境を整えるのにも効果的だと考えられます。

47

その **2** ## <ruby>合谷<rt>ごうこく</rt></ruby>押し 血行を促進し、リラックス効果があがる

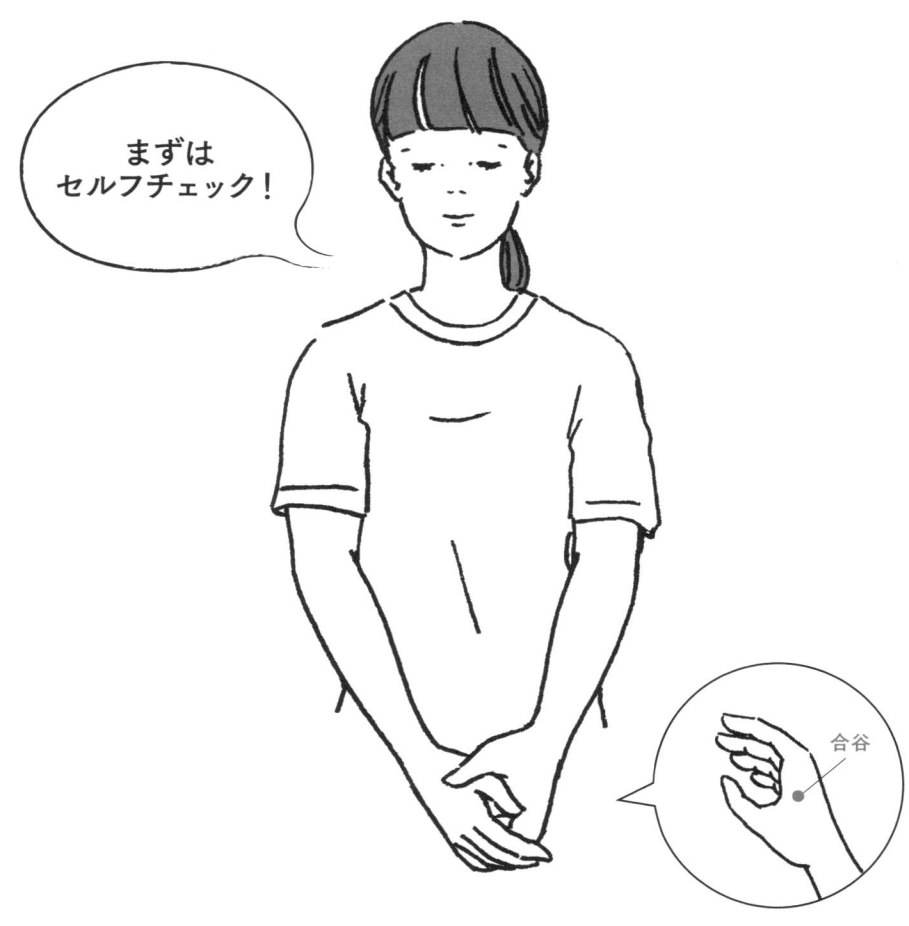

まずは
セルフチェック！

合谷

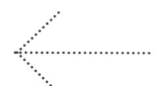

1. 腰かけた状態で、手の親指と人差し指の合わさるところの骨際を押す（合谷）。手のひら側と甲側と両方から指でつまむように押す。左右押してみてどちらがより痛いかチェックする。

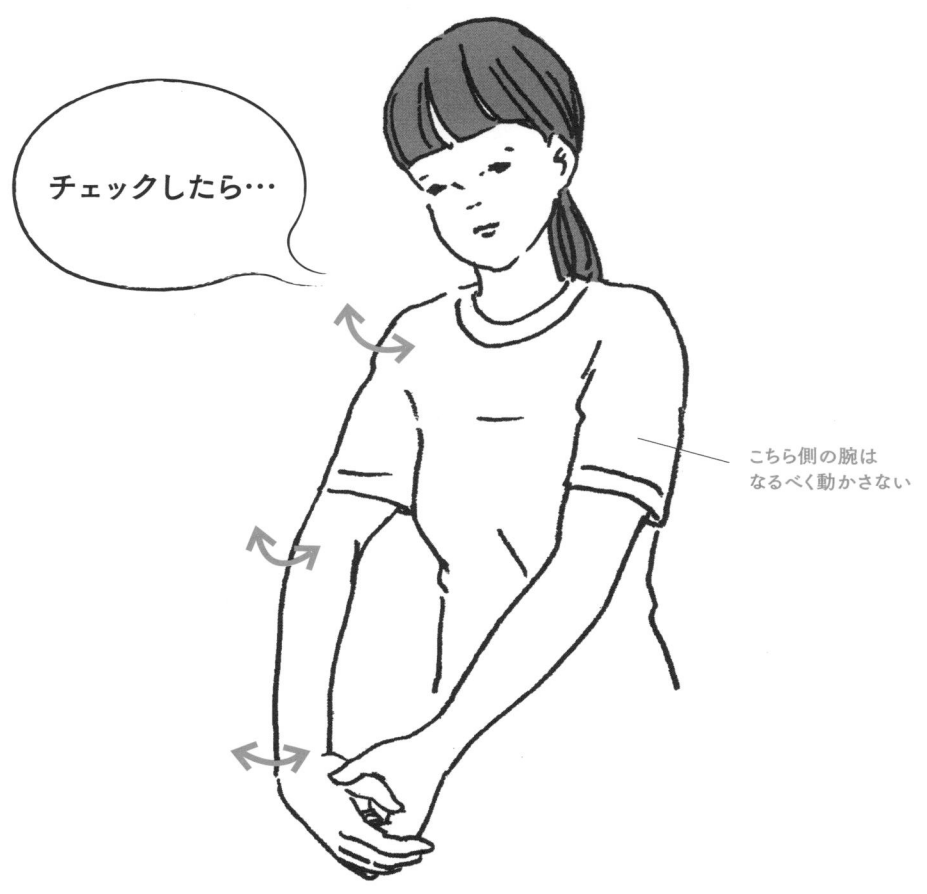

こちら側の腕は
なるべく動かさない

2. より痛いほうを押しながら、痛みから逃れるように、手首をからだの内側や外側に回す。それと連動するように、ひじや肩も内側や外側に回す。それぞれ落ち着く位置が見つかったら、姿勢を30秒ほどキープして脱力する。2〜3回繰り返す。終わったら反対の手でも1回行なう。

からだの"中心"を調整して気分を穏やかにする

からだの"真ん中"を感じることは、安定したバランスをつくり、気持ちを落ち着きやすくします。中心をとらえるランドマークとして、からだの上のほうでは「舌骨（こつ）」と「甲状軟骨」、下のほうでは「恥骨」に着目しました。

のどにある舌骨と甲状軟骨は、重力で前下方にずれてバランスをくずしやすいところです。甲状軟骨の下に位置する甲状腺の機能の乱れは、ホルモン分泌に影響し、疲れやすくなったりイライラしたりと、精神面も不安定になりやすくなります。「タオル包み」は、のどの前面をやさしく包み込んで引き上げ、舌骨や甲状軟骨を本来の位置状態に戻すことで、周囲の器官も正常にはたらき

るように組み立てています。リフトアップも期待できます。お風呂につかりながら蒸しタオルで行なうと、気持ちよく、効果も高まるでしょう。

左右の恥骨が合わさる「恥骨結合」は、女性の場合、生理や出産時にホルモンバランスの影響を受けやすく、微妙に緩んだりずれたりするところです。「うつ伏せひざ曲げ」は、このずれやゆるみを調整することでホルモンバランスを整え、気分を穏やかにすることを目指しています。

するので、リフトアップも期待できます。広頸筋（こうけいきん）*などの表情筋も刺激

＊下あごから首の両側面、両鎖骨をつなぐ筋肉。

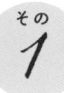
その **1** # タオル包み

のどのたるみを引き上げて甲状腺機能のバランスを整える

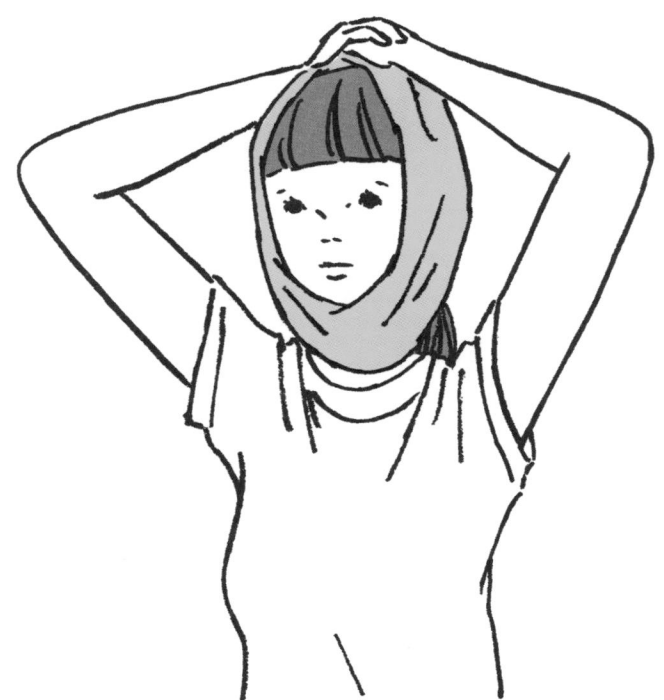

1. 座った姿勢で、手ぬぐいやフェイスタオルで頭部を包む。タオルの中央部分をあごの先端に当て、下あごのラインにフィットさせて包む。頭頂部でタオルの端を重ねて手で抑える。
2. あごを軽く引き、スーッと気持ちよく背筋を伸ばす。タオルで頭が軽く上後方に引っ張られている状態で2〜3回深呼吸し、脱力する。2〜3回繰り返す。

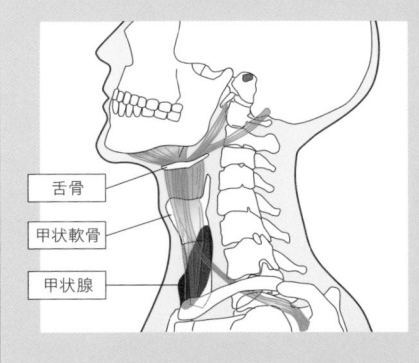

舌骨

甲状軟骨

甲状腺

ここにきかせる！

舌骨は、あごの下のラインと首のラインが交わるあたりにある、馬蹄形の小さな骨です。親指と人差し指でのどをはさむと、からだの表面に近いところで触れることができます。他の骨とは関節を構成せず、筋肉によって宙づり状態にあり、ハブのような存在です。そのため舌骨の位置がずれると、肩こりなどの原因にもなります。

51

その2 うつ伏せひざ曲げ

恥骨を固定して結合部分のずれを調整する

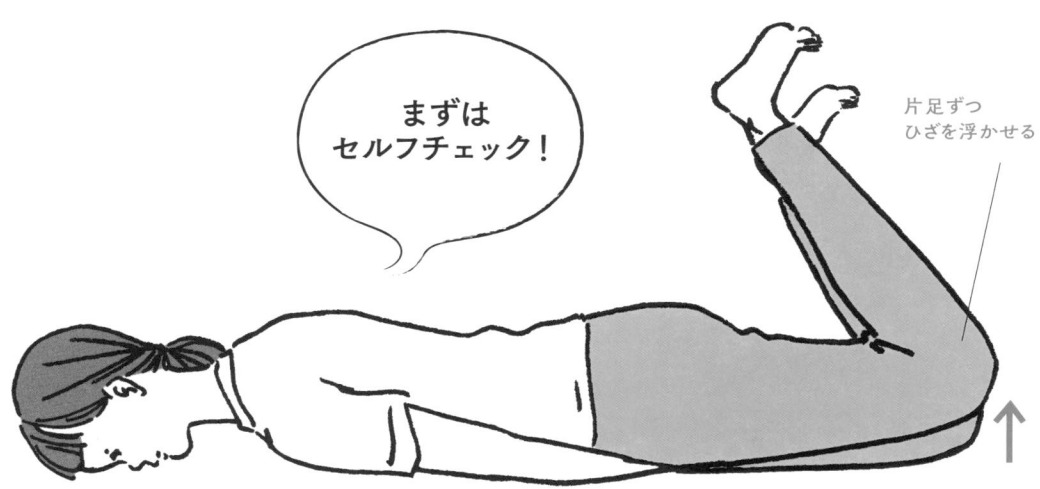

まずは
セルフチェック！

片足ずつ
ひざを浮かせる

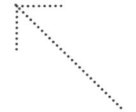

1. 顔を床に向けてうつ伏せになる。苦しければ左右の
   ラクなほうを向く。あごは少し引く。両手のひらは
   太ももの付け根（そけい部）に当てる。
2. 足を腰幅に開き、両ひざを曲げる。足首を曲げてア
   キレス腱を伸ばす。左右片方ずつひざを床から浮か
   せ、どちらがラクに上がるか、力が入れやすいかを
   チェックする。

◎ひざを浮かせすぎると腰を痛めるので注意する。お尻がキュッと締
まるくらいで十分。腰は反らさない。

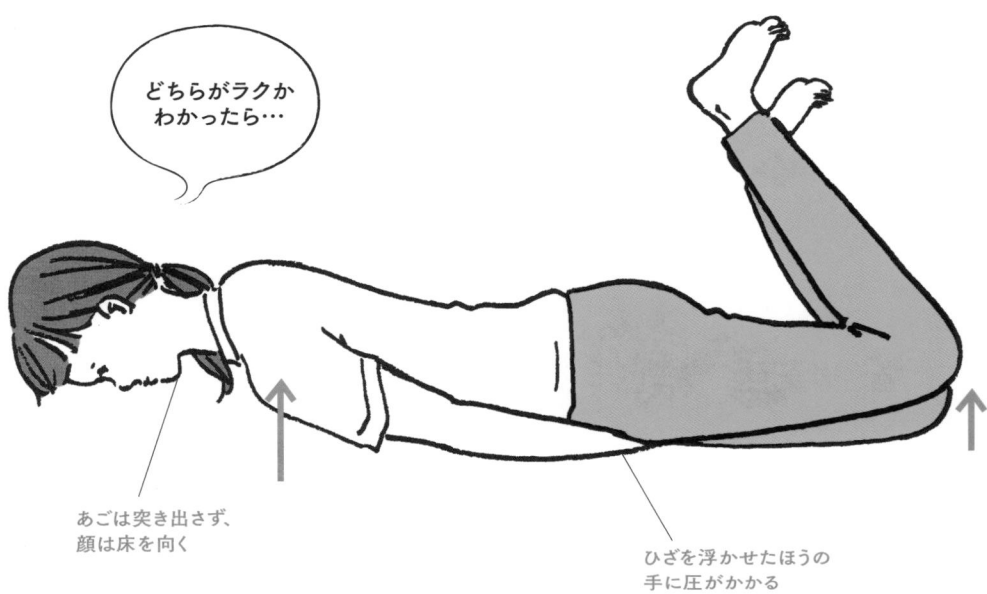

どちらがラクか
わかったら…

あごは突き出さず、
顔は床を向く

ひざを浮かせたほうの
手に圧がかかる

3. ラクに上がるほうがわかったら、一度ひざを下ろし、
ラクに上がるほうのひざを再度浮かせる。額の位
置はそのままで、上体も少し浮かすように意識する。
手に恥骨の圧がかかるのを確認する。この姿勢で2
〜3回深呼吸したら、脱力して上体とひざを床にス
トンと下ろし、足首も緩める。ゆっくりとひざを伸
ばし、ひと呼吸する。2〜3回繰り返す。終わった
ら反対の足を上げて1回行なう。

ここにきかせる！

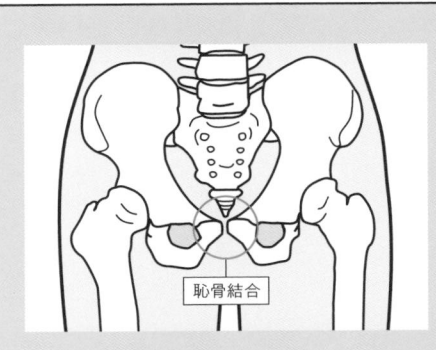

恥骨結合

へそに手を当て、お腹に沿わせてまっすぐ下ろ
していくと、かたい骨にふれます。これが恥骨
です。左右の恥骨のつなぎ目が、恥骨結合です。
恥骨を床に押しつけて固定し、上体と足を動か
すことで、結合部分のずれを調整します。

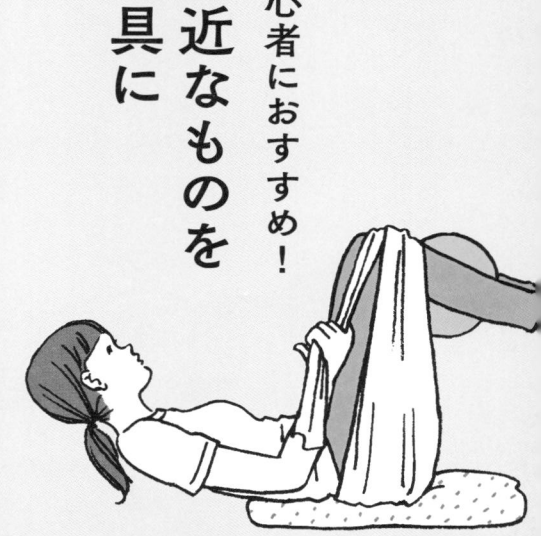

初心者におすすめ！
身近なものを道具に

気持ちよい、心地よい感覚を大切にからだの声を聞き分けるのが操体法の特徴ですが、そもそも感覚というものはとても曖昧なものです。とくに操体法がはじめての人は、慣れないうちは勘どころがつかみにくいかもしれません。施術者あるいは補助者が手を添えたり動きを誘導してくれると、感覚をつかみやすいのですが、この本ではその代わりに、クッションやタオルなど、家庭にある身近なものを道具にする方法も紹介します。

道具を使うことで、触った感覚、押された感覚、温度感覚、位置感覚などがより多様に感じられ、からだの声を聞き分けやすくなります。この本で紹介する道具の使い方がどのように操体法をやりやすくするか、少しくわしく説明しましょう。

バランスボール
（直径20cm程度）

両足の間にはさんで使う。ボールの反発力で、太ももやすねの内側など、ひとりでは調整しにくいところにも刺激が入りやすくなる。また、「跪坐」（p61など）の姿勢をするときに足首がかたくて曲げにくい人は、ボールを尻に敷くとやりやすくなる。

▶ p11 ひざ抱え

さらし布

からだをさらしで包むことで、布が触れて皮膚にやわらかい刺激を与えることができる。また、包まれた状態から押し返そうとすることで、からだにさらしの抵抗がかかり、操法の効果が高まる。さらに、包まれることでリラックス効果も期待できる。

▶ p11 ひざ抱え

座布団、クッション

床を踏んだり、ひざを床に押しつけたりするときに、足やひざの下に敷く。やわらかいので、床よりも足裏やひざが接する面が広くなり、感覚をつかみやすくなる。

▶ p6 ひざ倒し
　p7 ひざ立て踏み込み＋かかと伸ばし
　p8 うつ伏せ かえる足 など

フェイスタオル

ひざや足裏などに引っかけて引っ張ったり、折りたたんで骨盤の下に敷いたりする。手が届きにくい部分にもピンポイントで圧をかけられる。足裏のような手の届きにくい場所も調整しやすくなる。

▶ p20 タオルでひざ伸ばし
　p32 うつ伏せ かえる足（応用）
　p44 ひざ抱え など

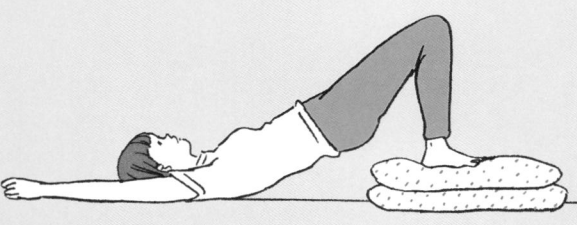

これもおすすめ！

プラスチックの人工芝マット

「壁押し」（p70）で、踏み込むほうの足の下に敷くと、足裏の刺激が増えて力が入りやすくなり、しっかり踏み込める。

54

第 2 章

ムダなく動ける からだをつくる 操体法

立ち方、いすの座り方、呼吸法など
日常動作にも人それぞれくせがあるもの。
それらを見直し、偏りなくからだを使うための
ヒントになる操法を集めました。
日々の生活でも意識することで、疲れにくく
ムダのないからだ使いが身につくはずです。

朝イチの目覚めの動き

ここからは、不調になる前の予防として、基本となるからだの使い方を見直します。コロナ禍で私たちは、生活や仕事の上で急激な変化に対応することを迫られました。外出が減って運動不足になったり、パソコンやスマートフォンを使う時間が増えたりと、からだは今までにないストレスにさらされています。そのような現状を無理なく生き延びるために、疲れにくく、しなやかに動けるからだを手に入れましょう。

その第一歩として、足裏で地面をしっかり踏めるようになるための操法を取り上げます。普段当たり前のように二本足で立ち、歩いていますが、力の入れ方に左右差があったり、つま先とかかととのどちらかに力がかかった

り、意外と偏りがあるものです。偏ったからだの使い方をしていると、疲れや故障につながることもあります。この操法は、仰向けになって腰を浮かせることで、両足でしっかり踏むという動きを引き出します。

また、脱力時の刺激は、眠っていたからだを目覚めさせるきっかけをつくるので、朝布団から起き上がる前に行なってみてください。気持ちよい一日のスタートが切れるように、ぜひ活用してください。

その 1 伸び上がり

丸くなった背中を押し広げる

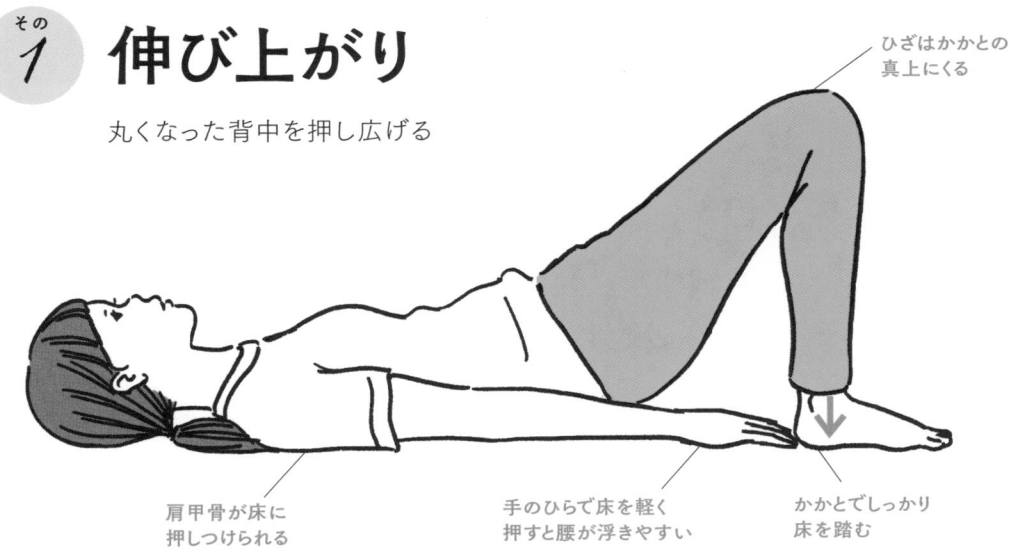

ひざはかかとの
真上にくる

肩甲骨が床に
押しつけられる

手のひらで床を軽く
押すと腰が浮きやすい

かかとでしっかり
床を踏む

1. 仰向けになり、手のひらは床につける。足を肩幅に開いてひざを
立てる。足の裏全体で床を踏み、腰を浮かせる。太ももの前面が
伸び、図のような角度になるまで腰を上げる。

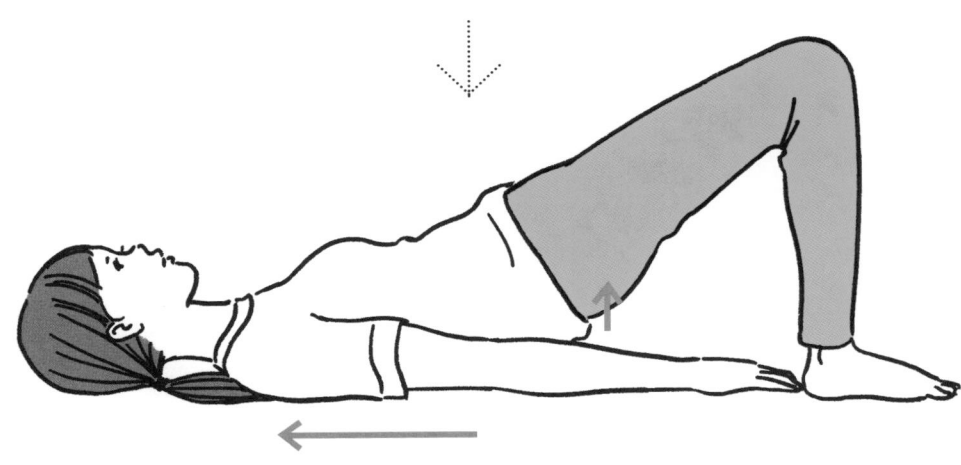

2. 図のように肩甲骨を床に押しつけたまま、頭の方向に伸び上がる。
背中の皮膚が腰の方向に押し下げられたような状態になる。

3. この姿勢で2～3回深呼吸したら、腰をポトンと床に落とすよう
に脱力する。呼吸が落ち着いたら、かかとを前にポンと突き出す
ようにひざを伸ばす。2～3回繰り返す。

◎腰をポトンと落とすことで、軽くたたくような刺激が背中に伝わる。また、ひざを伸
ばすときに、ひざ裏から坐骨までがほどよく引き伸ばされる。

その
2 **腕伸ばし** 肩甲骨周りのストレッチに

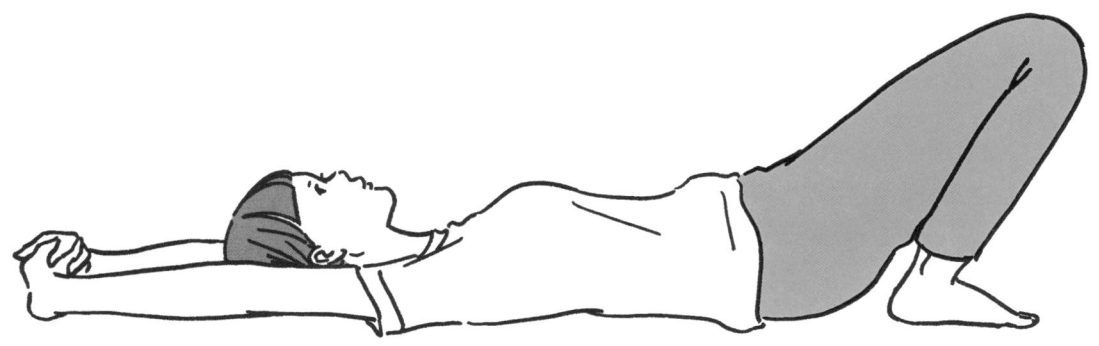

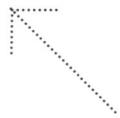

1. 仰向けになって足を肩幅に開く。指を組んで手
   のひらを返し、頭上に伸ばす。かかとをお尻に
   近づけるようにひざを深く曲げる。

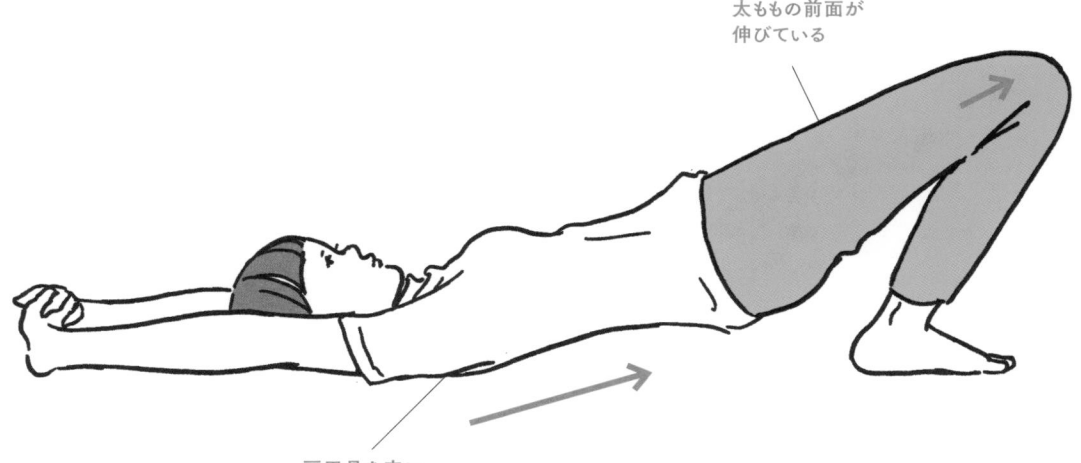

太ももの前面が
伸びている

肩甲骨を床に
押しつけてからだを支える

2. 図のように足の裏全体で床を踏み、ひざを前上方に突き出して腰
   を浮かせる。背中の皮膚が頭の方向に押し上げられたような状態
   になる。
3. この姿勢で2〜3回深呼吸したら、腰をポトンと床に落とすよう
   に脱力する。呼吸が落ち着いたら、かかとを前にポンと突き出す
   ようにひざを伸ばす。2〜3回繰り返す。

ここにきかせる！

椎骨の背中側は隆起しており、棘突起と呼ばれます。猫背の人は、棘突起がやや上方に向き、
突起間が開きがちです。「伸び上がり」では、背中の皮膚とともに間接的に棘突起を押し下
げます。反対に、背中がかたく、肩甲骨の間が狭まりやすい人は、棘突起が腰方向に下がり
気味です。「腕伸ばし」をすると、押し下げられて狭くなった棘突起間が間接的に押し広げ
られます。まず両方やってみて、気持ちのよいほうを繰り返しましょう。

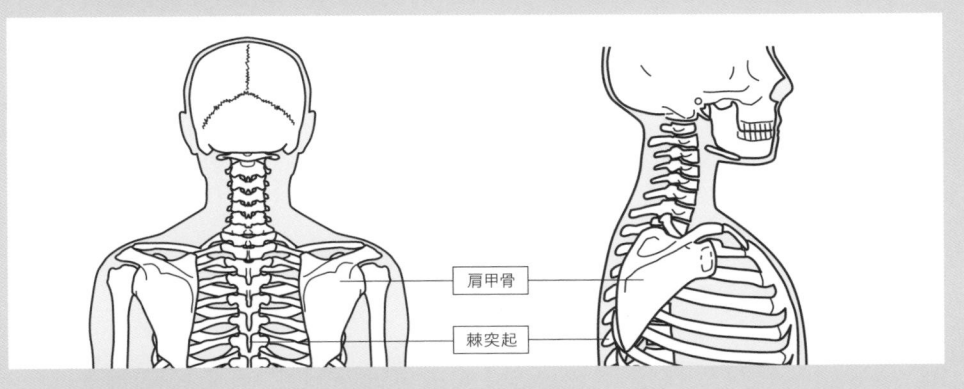

肩甲骨

棘突起

上半身を軽くする動き

「跪坐」は、操体法の基本姿勢としてよく登場します。つま先を立ててひざまずき、かかとの上に坐骨をのせた姿勢です。ムダな動きがなく、すっと立ち上がって次の動作に移れるため、合気道などの武術や、茶道で用いられます。

跪坐の姿勢をとると、かかとと坐骨の位置が固定されます。このように固定点をつくることで、からだの他の部位の動きを観察、調整しやすくなります。チェックしたいのは、上半身（坐骨から上）のからだの使い方です。頭の上から糸でぴんと引っ張られるような感覚を感じてみましょう。すっと立ち上がりやすくなるのはもちろん、へそのあたりが軽くなり、気持ちがよいです。この姿勢

は、いすに座ったときにも意識してみましょう。骨盤が前後にずれにくくなり、腰への負担を軽減します。

応用では、かかとと坐骨を固定するのに加えて、手のひらも固定することで、背中（広背筋）の動きを引き出します。動きのコツとしては、ひじを張らず、脇を締めて腹筋を少し緊張させてやることです。ひざが悪い人は、背もたれのないいすに座り、手のひらやひじをテーブルに置いて行なうとよいでしょう。肩こり、頭痛、足首の調整としても効果的です。

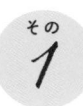 **その1** # 跪坐 へその周りや腰が軽くなる

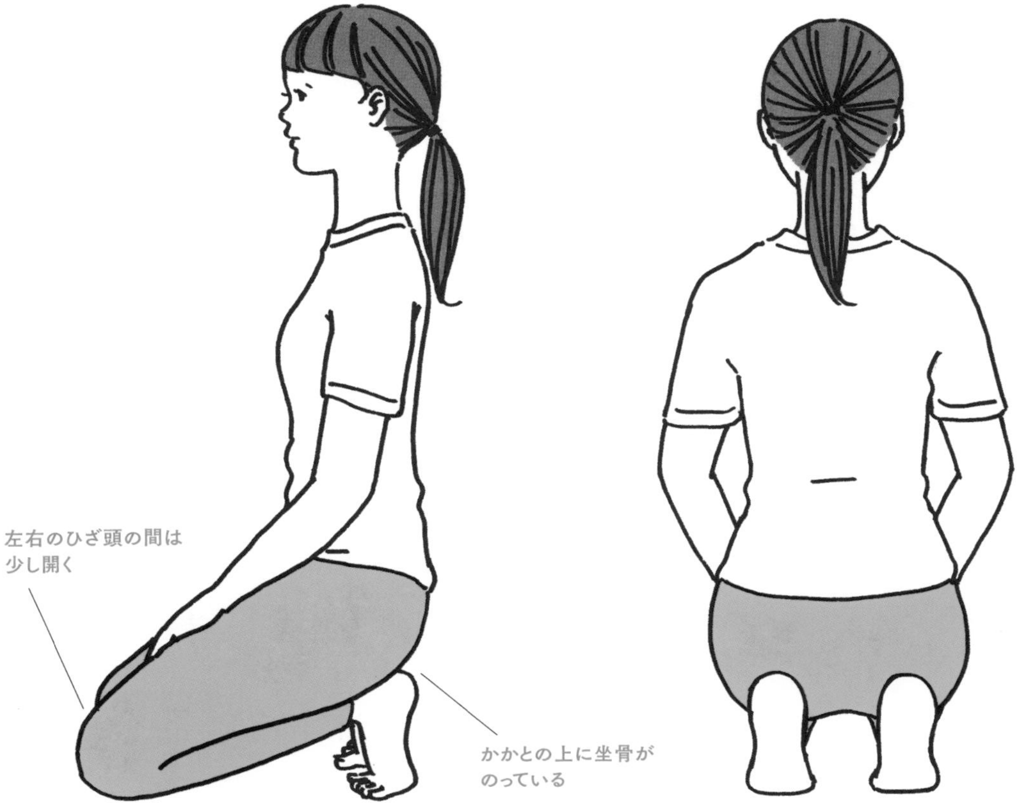

左右のひざ頭の間は
少し開く

かかとの上に坐骨が
のっている

ひざを曲げ、つま先を立てて座る。かか
とに坐骨がのるようにする。

◎ひざや足首の調子が悪い人は痛めることがあるの
で、無理に行なわない。

その 2 跪坐(応用)

背中を丸く張り出して、肩こりなどの調整に

1. つま先を立ててひざまずき、跪坐の姿勢になる。手のひらを床につく。手には体重をかけず、ひじは張らない。肩や腰は固定したまま左右に首をひねり、どちらが振り向きやすいか確認する。

ここをチェック！

腕がつっぱらず、首が動かしやすいほうが、ラクなほうです。

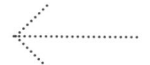

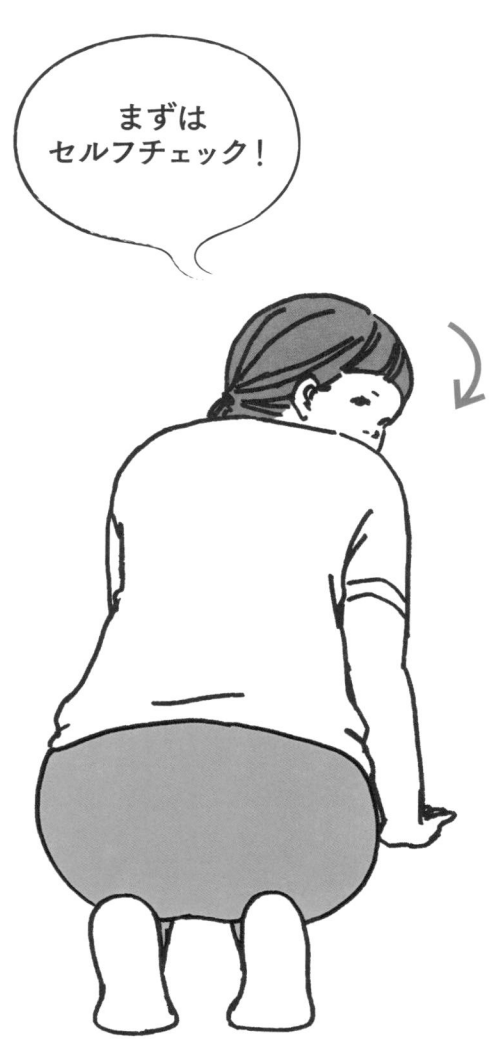

まずは
セルフチェック！

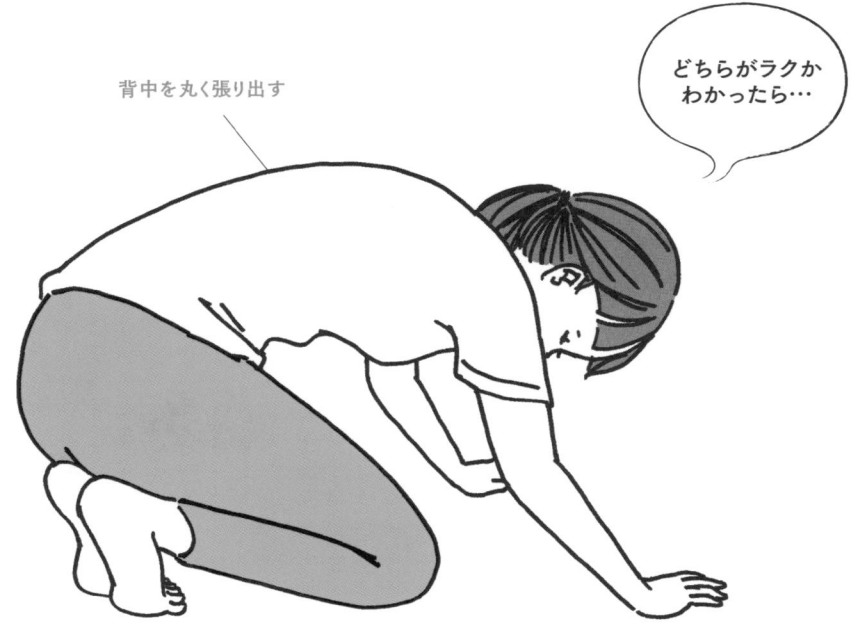

背中を丸く張り出す

どちらがラクか
わかったら…

2. ひねりにくいほうから正面に向かって、首をゆっくり動
　かす。頭が正面の位置にきたら首の動きを止め、図のよ
　うに背中を後ろに丸く張り出す。このまま2〜3回深呼
　吸して脱力する。2〜3回繰り返す。終わったら反対側
　でも1回行なう。

◎垂直な壁につかまってぶら下がるようなイメージで。ベッドのふちを
つかんで行なうと、背中や脇の力の入れどころがわかりやすい。

ここにきかせる！

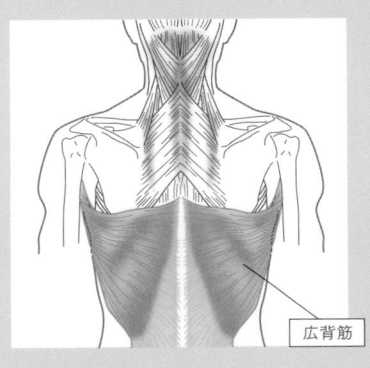

広背筋

広背筋は、肩の前から脇、背中、骨盤などを覆う大き
な筋肉です。からだの上下をつなぐハブ的な存在で、
薪割りしたり、鍬を使ったりする動作でよく使われて
きました。現代の人々に頭痛や肩こりが多いのは、デ
スクワークで肩周りの筋肉ばかりを使い、広背筋がう
まく使えていないことも原因かもしれません。「跪坐（応
用）」で、広背筋を意識して動かしてみましょう。

いすの座り方を見直す

座る姿勢で過ごすことが多い現代生活ですが、長時間いすに座っていると腰部に体重がかかり、腰痛や肩こりなどの原因となります。そこで、いすでの座り方を見直し、座ったままでできる操法を紹介します。

跪坐のようにすぐに立ち上がれる座り方をすると、腰が伸び、自然に心地よい姿勢がとれます。長時間座っていて姿勢がくずれても、気づいたときにこの位置に戻ると、腰への負担が減り、疲れにくくなるでしょう。この姿勢は足裏や骨盤の位置が安定するため、上半身の動きを観察したり、引き出したりしやすくなります。「腰ひねり」は、上半身のひねりを使って、腎臓にはたらきかけます。腎臓は、筋力低下や重力によってあるべき位置

より下がりやすく、機能低下や疲れの原因となりやすい臓器です。指圧のように軽く圧をかけることで腰が軽くなりシャキッとし、腎臓の調子も整いやすくなります。

また、いすに座っていると坐骨や足の裏にかかる体重に左右差があるはずです。偏りが大きいと、坐骨神経痛などの原因にもなります。「座ったまま骨盤調整」では、その偏りを均一にします。さらに、太ももの内側～下腹部にも刺激が入り、間接的に腰の調整にもつながります。

「跪坐」を意識した いすの座り方

ひざは前に突き出る

背もたれから背中を離して腰かける。足は腰幅に開く。かかとを後方に引き、すぐに立ち上がれる位置に足をもってくる。ひざは少し前に出る。頭の上から糸でぴんと引っ張られ、へその周りが軽くなるような感覚を感じる。

◎坐骨の下に折りたたんだタオルを敷いて座ると、坐骨が高くなり、この姿勢をとりやすくなる。

かかとは坐骨の下にくる

跪坐とは、つま先を立ててひざまずき、かかとの上に坐骨をのせた姿勢。ムダな動きがなく、すっと立ち上がって次の動作に移れるため、合気道などの武術や、茶道で用いられる。

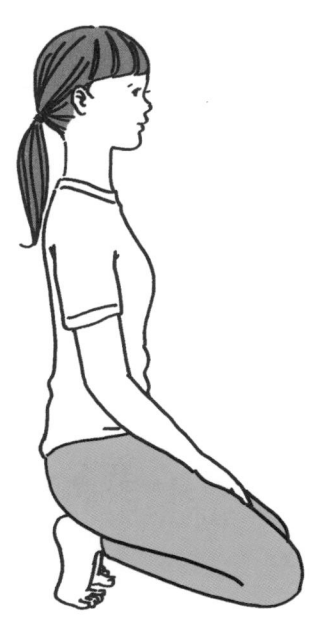

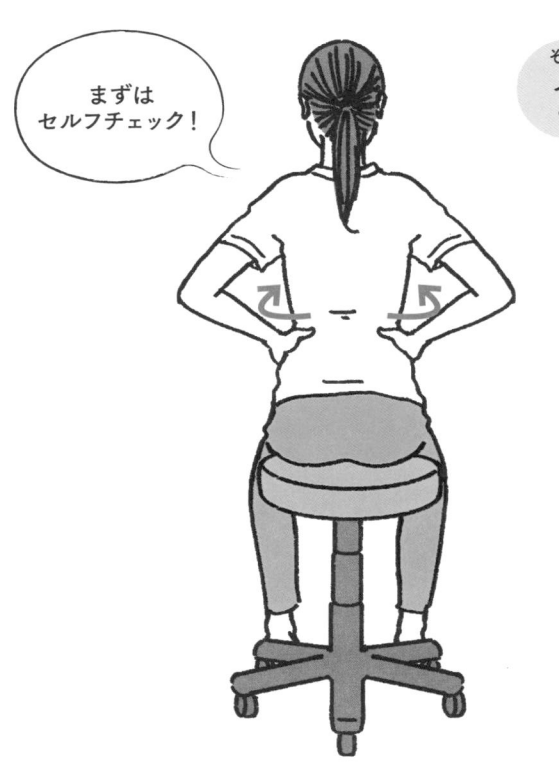

まずは
セルフチェック！

1 腰ひねり

ひねりを利用して腰を指圧し
腎臓周りの調整に

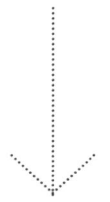

1. 前ページの「『跪坐』を意識したいすの
   座り方」で座る。親指が後ろ、残りの
   指が前になるように腰に手を当てる。
   小指は骨盤のへりに当たっている状態。
2. 腰に手を当てたまま、左右に腰をひね
   り、どちらがひねりやすいかチェック
   する。下半身は動かさない。

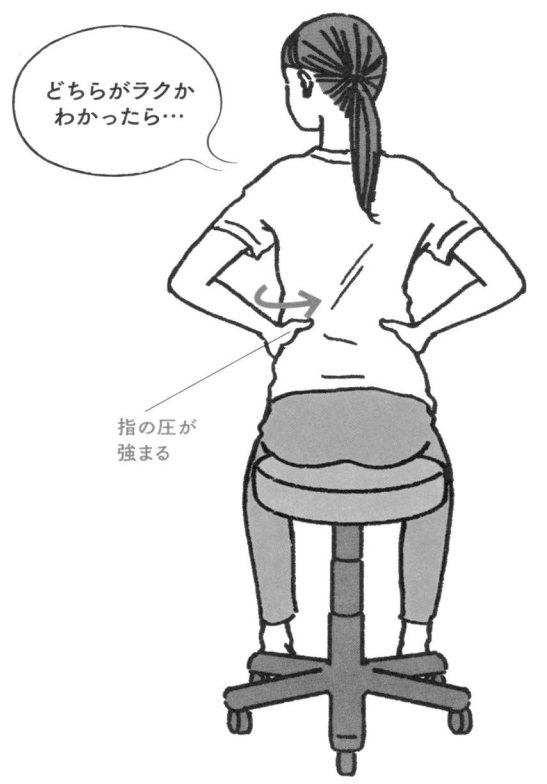

どちらがラクか
わかったら…

指の圧が
強まる

3. からだを正面に戻し、親指で背中の皮
   膚を少し押し上げる。肋骨のへりに親
   指が当たるようにする。そのままひね
   りやすいほうにゆっくりとからだをひ
   ねる。ひねることで、ひねった側の指
   の圧が強まり、腰が気持ちよく刺激さ
   れる。この状態で2〜3回深呼吸して
   脱力する。2〜3回繰り返す。終わっ
   たら反対も同様に1回行なう。

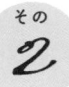

その2 座ったまま 骨盤調整

左右の坐骨にかかる体重の
偏りをなくす

1. いすに腰かける。左右片足ずつ床を踏み、
   どちらの足が踏みやすいか（力が入りやす
   いか）チェックする。坐骨にのる体重
   の左右差が大きいと、力の入り具合に差
   が出やすい。

2. 無理のない範囲まで足を左右に広げる。
   1で踏みやすかった足のひざを、机の角
   などに当てる。ひざと机の間にはクッシ
   ョンなどをはさむ。足を閉じるようにひ
   ざで机を押しながら2〜3回深呼吸して
   脱力する。2〜3回繰り返す。終わった
   ら反対の足でも同様に1回行なう。

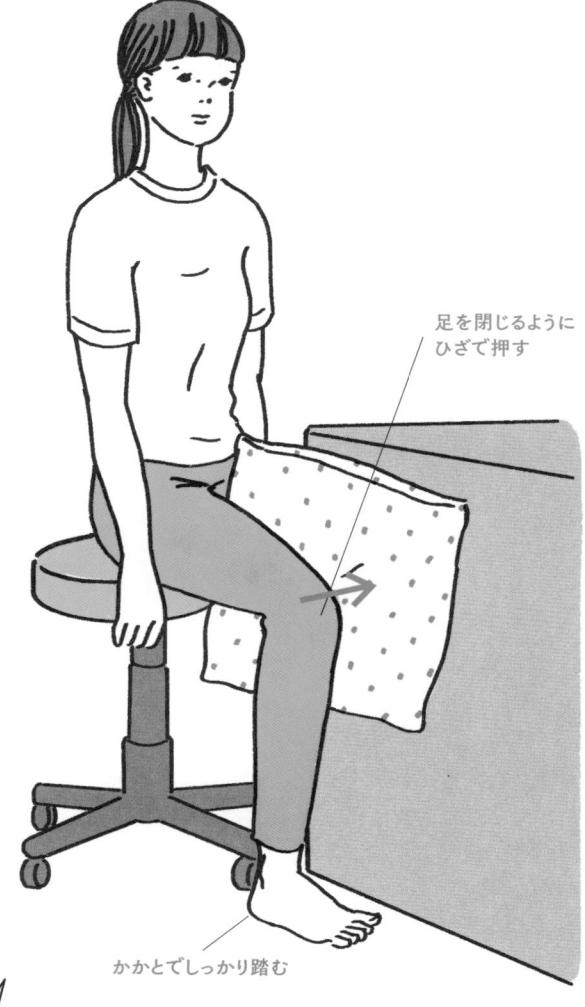

足を閉じるように
ひざで押す

かかとでしっかり踏む

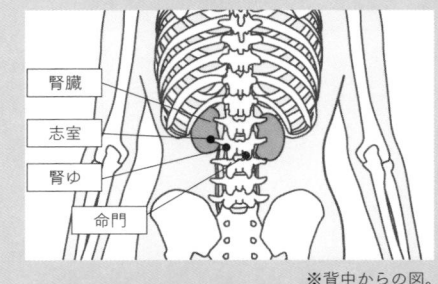

腎臓
志室
腎ゆ
命門

※背中からの図。

ここにきかせる！

「腰ひねり」で親指を押し上げると、肋骨12
番（一番下の肋骨）の下端に当たります。その
近くには「命門」「腎ゆ」「志室」などのツボが
横一列に並んでいます。これらはからだの冷え
や疲れをやわらげる効果があるといわれていま
す。ツボのラインをなぞるように、親指を左右
にずらしながら気持ちいいところを探してみま
しょう。

疲れにくい立ち方や動作を身につける

まず紹介するのは、相撲の稽古方法である「腰割*」にヒントを得た動きです。普段立つとき、ひざや腰をつっぱったり反らしたりしてしまい、からだに負担をかけている場合があります。「腰割アレンジ」では、一度腰を落とし、足の真上にひざや腰、肩がくるように立ち上がります。この姿勢がつっぱらないラクな立ち方です。この立ち方を、生活の中でも当たり前にしていきたいものです。

「壁押し」も、相撲の「鉄砲**」をアレンジした動きです。「腰割アレンジ」でつくったバランスをキープしながら、片足を半歩前に踏み出します。腰をすえて行なうので、脇から腰へと広がる「広背筋（こうはいきん）」にしっかり力が入ります。

「壁ブリッジ」も背中を使う動きです。腹筋を使ってコントロールしながら反ることで、背骨（脊椎）についた筋肉（多裂筋）を積極的に動かして、腰痛やぎっくり腰の予防につながります。現代の生活ではパソコンやスマートフォンを使うときも腕や手先しか動かさず、からだの前半分に動作が集中しがちです。これらの操法を通じて前後偏りなく全身の筋肉を動かすことで、疲れにくく、長時間の運動や仕事に耐えうるからだの使い方を身につけましょう。

＊四股を踏むときの基本姿勢。まっすぐ立ち上がった状態から股を開いて腰を下ろしていく。

＊＊柱に向かって、左右の手で相手を突く「突っ張り」を繰り返すこと。

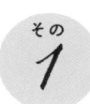

その1

こしわり
腰割アレンジ
ラクな立ち方を見つける

最初の姿勢

足を腰幅より少し広めに開いて立つ。軽くひざを曲げ、手をひざの少し上に置く。両脇は締めて、肩は上がらないようにする。

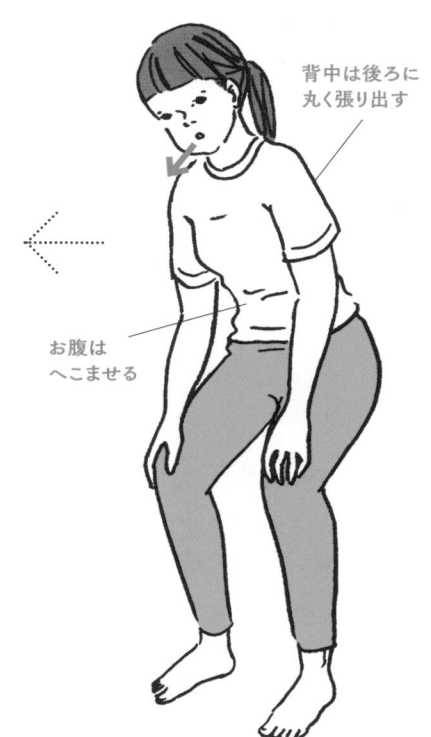

腰は
反らしすぎない

骨盤を前に
スイング
させながら
立ち上がる

ひざは
伸ばしすぎ
ない

背中は後ろに
丸く張り出す

お腹は
へこませる

3. からだの重心が足の真上にくるように、ひざ、腰、肩の位置を調整しながら立つ。

2. ひざから手を離し、ひざをさらに曲げて腰を落とす。後ろにひけた骨盤を、前に軽くスイングさせて足の真上に戻しながら、上体を起こしてゆっくり立ち上がる。

1. 息をはきながら、内臓を横隔膜のほうに引き上げるイメージでお腹をへこませる。3〜5秒ほどキープし、お腹の力を緩める。2〜3回繰り返す。

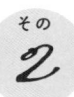 **2** # 壁押し　背中の筋肉を圧縮、解放してすっきりさせる

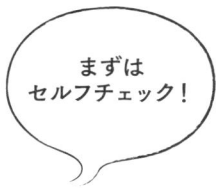

まずは
セルフチェック！

自分のクセが
わかったら…

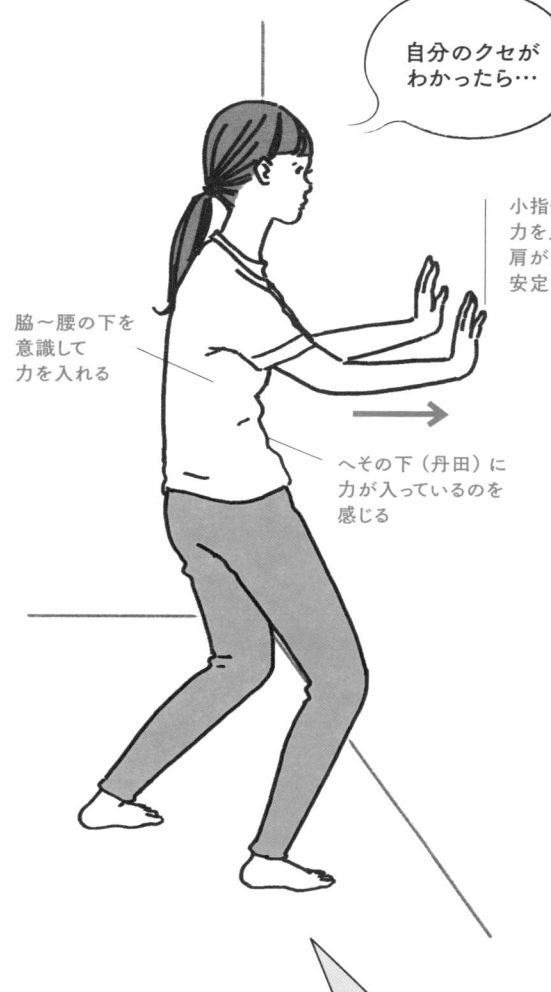

小指側を意識して
力を入れると
肩が上がりにくく、
安定感が出る

脇～腰の下を
意識して
力を入れる

へその下（丹田）に
力が入っているのを
感じる

腰幅に足を開いて立ち、片足ず
つ地面をぐっと踏み、どちらの
足にしっかり力が入るか、フラ
フラしにくいかをチェックする。

1. 壁の前に立つ。胸の下あたりの高さで
   壁に両手をついたときに、ひじが伸び
   きらない位置が目安。
2. 足を腰幅に広げる。足先とひざを真正
   面に向けて、踏みやすいほうの足を半
   歩前に出す。胸の下あたりの高さで壁
   に両手をつく。
3. 脇を締めてひじを軽く伸ばす。ひざを
   曲げ、からだの重心を前に移して壁を
   押す。腕でなく、腰の力で押すイメージ。
   肩は上がらないようにする。この状態
   で2～3回深呼吸し、脱力する。2～3
   回繰り返す。終わったら、反対側の足
   を前にして1回行なう。

ここにきかせる！

広背筋は、肩の前から脇、背中、骨盤までを覆う筋肉
です。振り上げた腕を下ろすときや、脇を閉じる動作
ではたらきます。壁を押すときはここにジワッと力を
入れるよう意識しましょう。

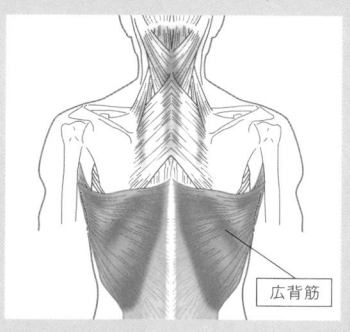

広背筋

その3 壁ブリッジ

背筋と腹筋をバランスよく使って
腰痛やぎっくり腰の予防に

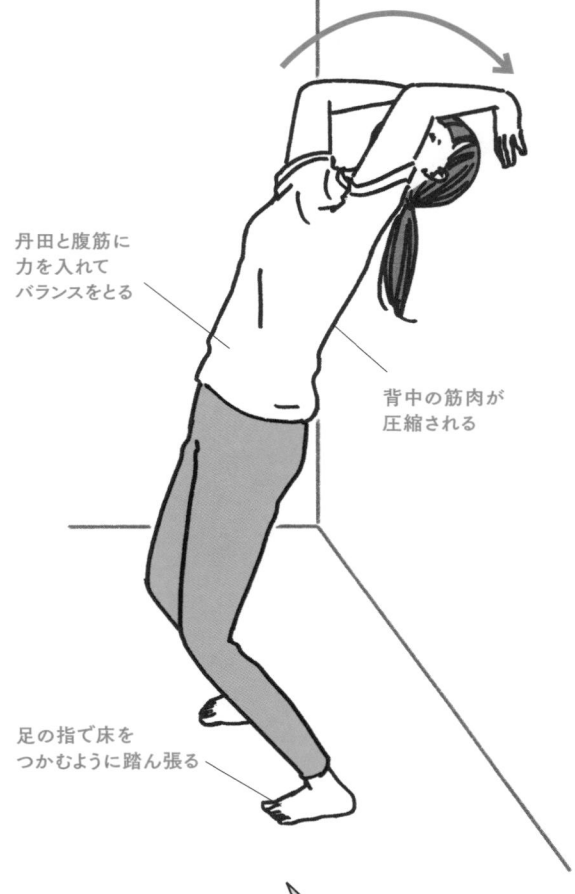

丹田と腹筋に
力を入れて
バランスをとる

背中の筋肉が
圧縮される

足の指で床を
つかむように踏ん張る

1. 壁から半歩～一歩離れた位置に、壁を背にして立つ。足は肩幅に開き、両ひざは軽く曲げる。

2. 腰を後ろに反らす。バンザイして後ろに反り、手を指先から壁につけていく（できれば手のひらまで）。頭上を見るように目線を動かすと、からだの動きが誘導されやすい。数秒姿勢をキープして脱力し、1の姿勢に戻る。これを2～3回繰り返す。

◎腰を痛めることがあるので、からだは無理に反らさない。
◎床に仰向けになって行なってもよい。腰を浮かせるのが難しい場合は、背中にクッションをはさむとやりやすい。

ここにきかせる！

多裂筋は、首から腰まで、左右対称に脊椎に付着しています。からだの深層部にあるインナーマッスルで、積み木のように重なった脊椎同士を連結させて、姿勢を安定させる役割があります。

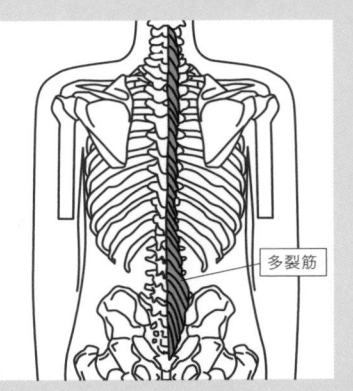

多裂筋

※背中側から見た図。多裂筋は右側のみを示している。

呼吸を見直す

人間は肋骨の間の筋肉や、肋骨下部にある横隔膜を動かして空気を出し入れ（＝呼吸）しています。じつは呼吸の仕方にも個人差やくせがあり、改めてからだを観察すると、がんばって動いているところと、そうでないところがあるのがわかります。

自分の呼吸のくせを知ったら、横隔膜と「骨盤底筋」の動きから、呼吸をとらえてみましょう。骨盤底筋とは骨盤の下にある細かい筋肉群の総称です。ドーム状の横隔膜と、胴体の底のハンモックのような骨盤底筋は、呼吸と連動して上下に動きます（p74参照）。その動きを感じながら、呼吸をしてみましょう。からだを偏りなく使うことによって、より深く呼吸ができるようになりま

す。普段から意識すると、疲れにくいからだづくりにつながります。

骨盤底筋や横隔膜の動きがつかめてきたら、頭のてっぺんのツボ「百会」まで、そのイメージを広げていきましょう。からだの〝真ん中〟の感覚をつかむと、姿勢や動きが安定してきます。これまで紹介した操法を行なうときも、この呼吸を使ってみてください。今まで以上に効果を引き出せると思います。

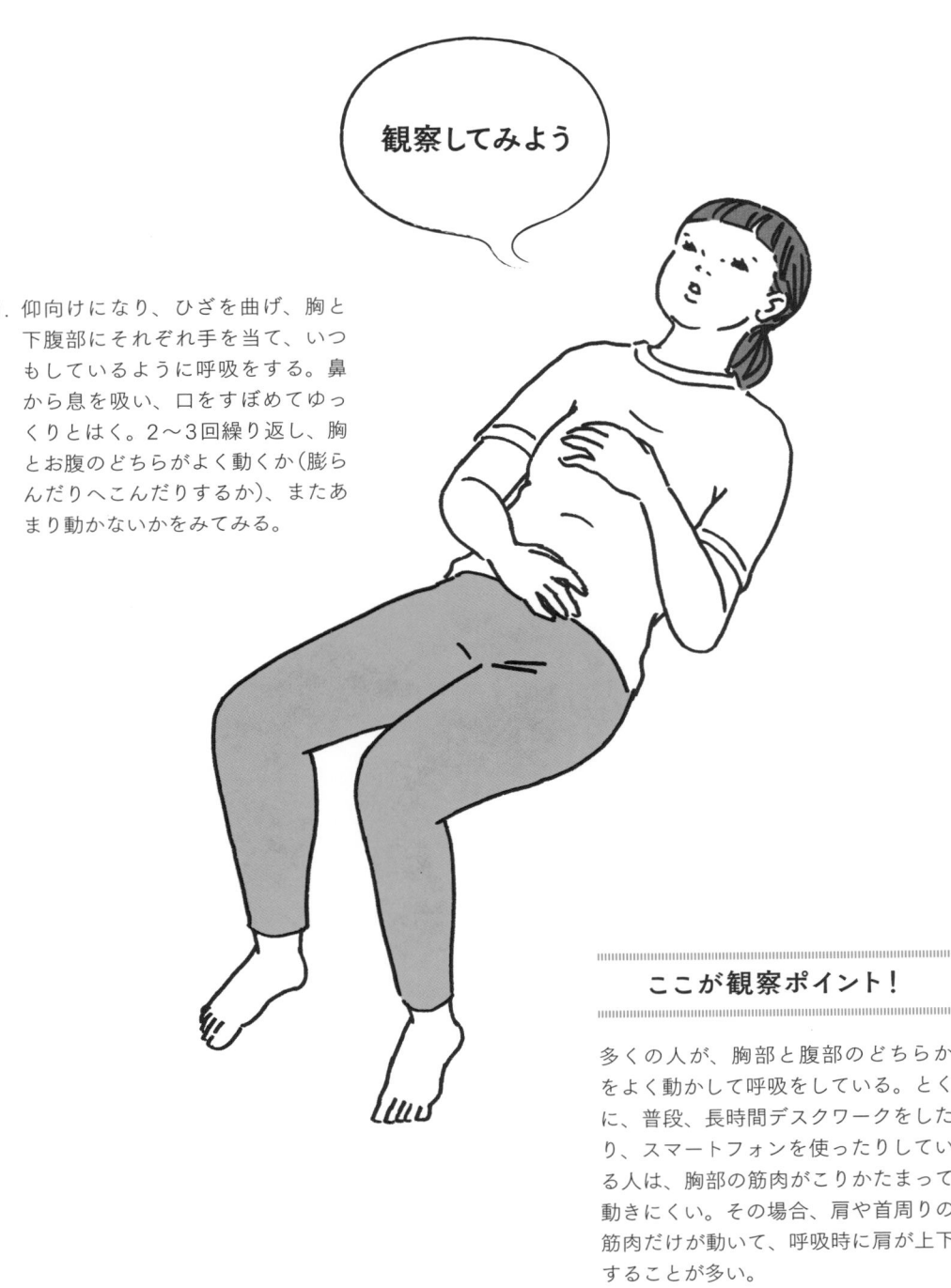

観察してみよう

1. 仰向けになり、ひざを曲げ、胸と下腹部にそれぞれ手を当て、いつもしているように呼吸をする。鼻から息を吸い、口をすぼめてゆっくりとはく。2〜3回繰り返し、胸とお腹のどちらがよく動くか（膨らんだりへこんだりするか）、またあまり動かないかをみてみる。

ここが観察ポイント！

多くの人が、胸部と腹部のどちらかをよく動かして呼吸をしている。とくに、普段、長時間デスクワークをしたり、スマートフォンを使ったりしている人は、胸部の筋肉がこりかたまって動きにくい。その場合、肩や首周りの筋肉だけが動いて、呼吸時に肩が上下することが多い。

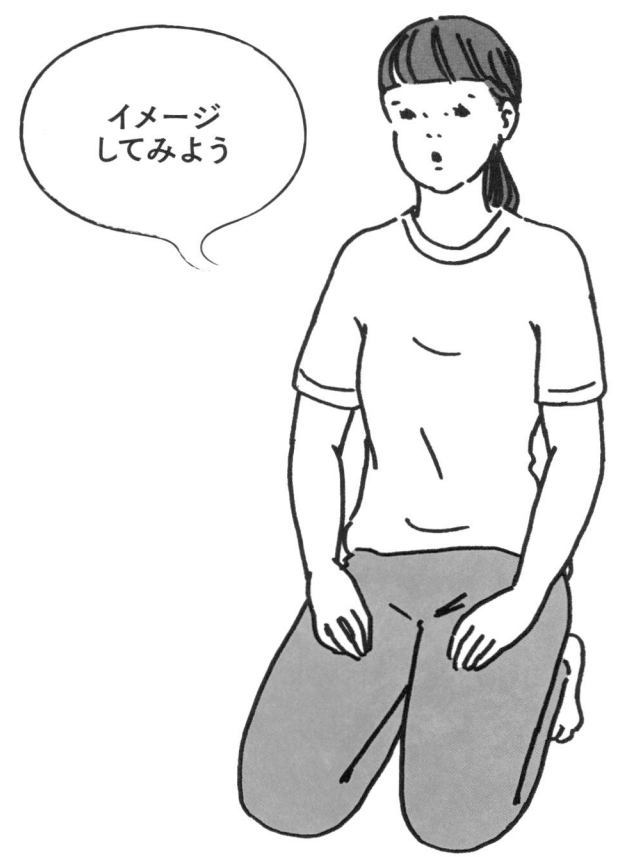

イメージ
してみよう

2. つま先を立ててひざまずく（跪坐）。前ページと同様に呼吸をする。呼吸と連動して、横隔膜と骨盤底筋（下図参照）が動いているか、イメージして感じとってみる。

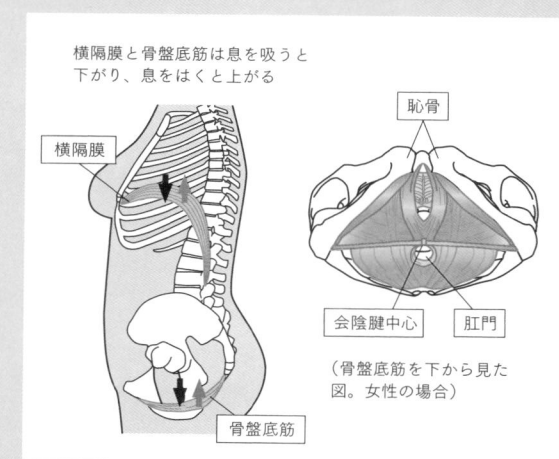

横隔膜と骨盤底筋は息を吸うと
下がり、息をはくと上がる

横隔膜

恥骨

会陰腱中心

肛門

骨盤底筋

（骨盤底筋を下から見た図。女性の場合）

ここにきかせる！

骨盤底筋は、膀胱や子宮、直腸などの臓器を支え、排尿・排便時に筋肉を調節するなど重要な役割をもちます。女性は、出産や更年期を経ると緩みやすく、尿漏れなどの原因にもなります。普段の呼吸で、横隔膜と連動して動くように意識してみましょう。できれば膣と肛門の間の「会陰腱中心」に触れながら呼吸してみると、動きがよくわかります。

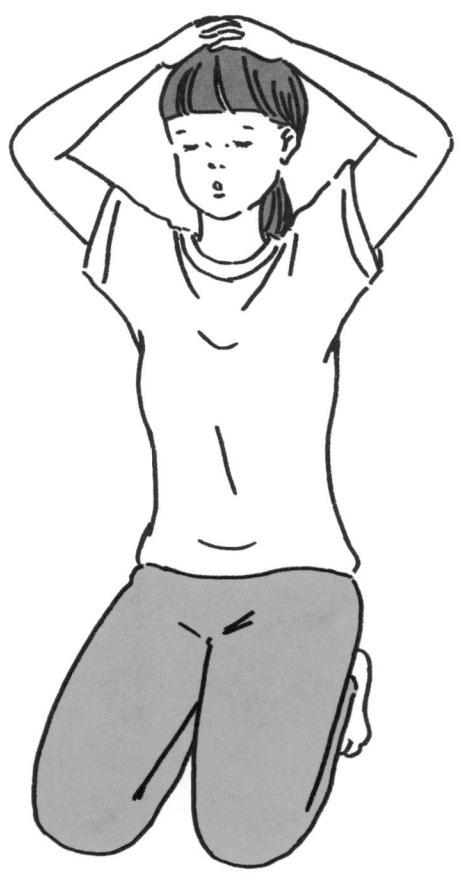

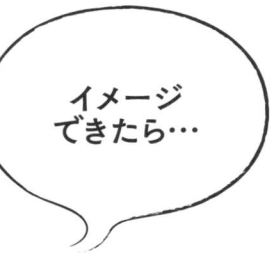

イメージ
できたら…

3. 跪坐の姿勢で、百会を包むように、両手の指を組んで当てる。からだが百会の方向に引き上げられるような感覚をもって、右ページの「イメージしてみよう」と同様に2〜3回呼吸する。最後に息をはききって脱力する。

<hr>

ここをチェック！

<hr>

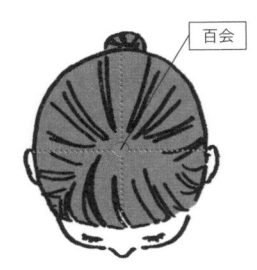

百会

百会は左右の耳の孔を結んだ線と、正中線との交点にあるツボ。頭痛、眼精疲労などの頭部の不調や、冷え、のぼせ、食欲不振、痔などに効果があるとされている。

◎終わったら、呼吸の観察（p73）を再度行ない、胸部と腹部を両方まんべんなく使って呼吸ができているかみてみる。

操体の体操・前編

ここから「操体の体操」を2回に分けて紹介します。

操体法をまとめた医師・橋本敬三先生が、患者さんがセルフケアとして毎日行なえるよう考えたものが元になっています。6つの動きがあり、からだの動きの基本になる「前後屈（前後に曲げる）」「側屈（左右に曲げる）」「回旋（ひねる）」「背伸び」が入っています。

この体操で日常の基本的な動きを改めてやってみると、普段気づきにくい姿勢の偏りや、動作のくせを感じとれます。それを調整し、またからだに負担の少ない動き方や重心のかけ方のコツも指南しているのが、普通の体操と違うところです。不調が起きたときだけでなく、普段から習慣的に行なうことで、疲れにくくしなやかな

動きが身につき、けがなどの予防にもつながります。

まず取り上げるのは、ウォーミングアップの2つの動きと「前屈・後屈」です。「腕の水平上げ」と「足踏み」では、足裏全体でしっかり地面を踏めるようにします。

「前屈・後屈」は股関節をきちんと動かすのがねらいです。デスクワークなどで長時間同じ姿勢が続くと、股関節の可動域が狭くなってしまいます。股関節がきちんと動くことは、歩くために不可欠です。意識的に動かしましょう。

◎体操は1日1回を目安に行なう。一度に全部できなければできるものだけでもよい。

腕の水平上げ
その1

左右の足でバランスよく
地面を踏めるように整える

1. 基本の姿勢で立ち、両腕を広げて
   ゆっくりと水平な位置まで上げる。
   左右どちらの腕が上がりやすいか
   （肩周辺に痛みやつっぱった感覚が
   ないか）チェックする。
2. 基本の姿勢に戻り、息をはきなが
   ら再度ゆっくりと両腕を水平な位
   置まで上げる。腕を上げにくかっ
   た側の足に重心をかける（図）。腕
   が上がりやすくなったのを確認し
   たら、ひと息ついて両手をバサッ
   と下ろす。これを3〜5回繰り返す。

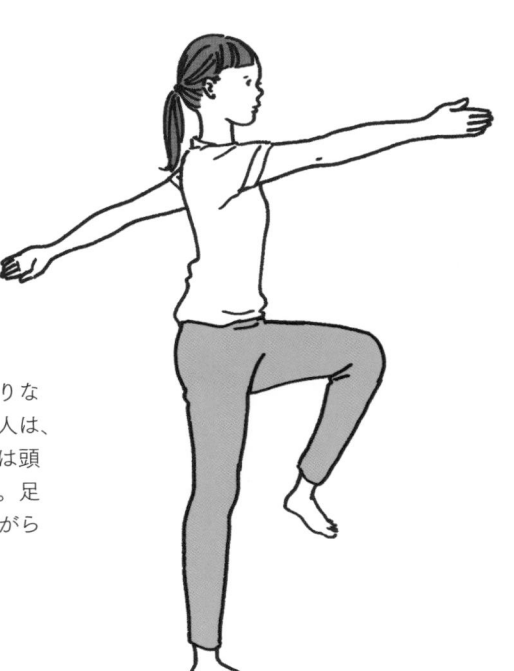

**体操の
基本の姿勢**

足を腰幅に開き、つ
ま先は並行させてゆ
ったりと立つ。正面
の一点を見つめる。

腰に体重をのせる。
体幹や腕は
まっすぐの状態を
キープする

足踏み
その2

足裏全体で偏りなく
地面を踏めるように整える

基本の姿勢で立ち、腕を大きく振りな
がらその場で足踏みする。できる人は、
太ももは水平になる位置まで、手は頭
の高さまで上げる。無理はしない。足
裏全体で地面を踏むよう意識しながら
30〜50回行なう。

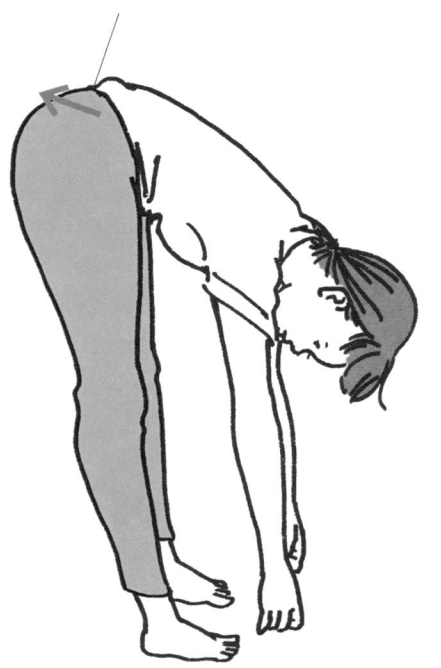

腰を少し後ろに引く

その3 前屈・後屈

股関節の曲げ伸ばしを
スムーズにする

前屈

1. 基本の姿勢で立つ。腰を後ろに少し
   引いて、息をはきながらゆっくりと
   からだを無理のない位置まで前に曲
   げる。腕や首は力を抜いてだらんと
   させ、ひと息つく。
2. からだを起こすときはまず顔を上げ、
   目線を上げながらゆっくり起こす。3
   〜5回行なう。

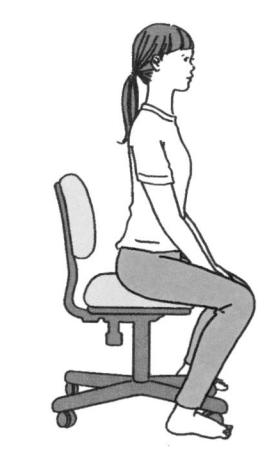

デスクワーク中や立ち上がるのがつら
いときは、いすに座って行なってもよい。
背もたれから背中を離し、足は腰幅に
開く。かかとは少し引き、足裏全体を
床につける。動きはできる範囲でよい。
「足踏み」をするときは、マッサージ用
の踏み竹や折りたたんだタオルを置く
と、足裏でしっかりと踏みやすくなる。

後屈

1. 基本の姿勢で立つ。腰に手を当て、腰を前方に少し押し出す。息をはきながらゆっくりとからだを後屈させる。
2. 無理のない位置まで曲げたらひと息つき、目線の動きに合わせて頭からゆっくりからだを起こす。頭から起こすと下腹に力が入り、安定して起き上がることができる。3〜5回行なう。

◎前屈と後屈でやりにくいほうがあれば無理をせず、ラクなほうを少し多めに行なうとよい。

前方に
少し押し出す

**ここに
きかせる！**

股関節は、骨盤のくぼみと骨頭（大腿骨の先端の球形部分）が連結した関節で、前後左右さまざまな方向に動かせます。「前屈」は屈曲、「後屈」は伸展と、2つの股関節の動きを引き出します。また、股関節周辺の筋肉の運動にもなります。

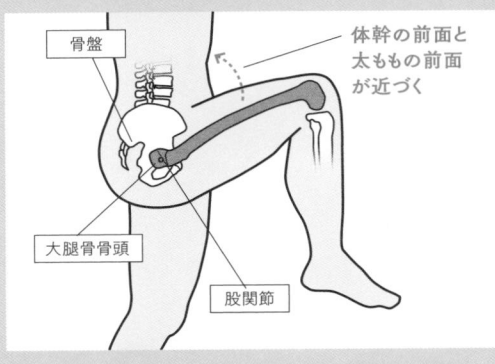

股関節の屈曲

骨盤

体幹の前面と
太もも前面
が近づく

大腿骨骨頭

股関節

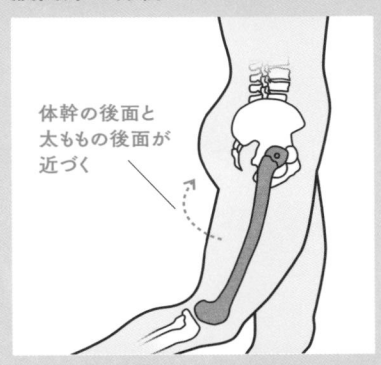

股関節の伸展

体幹の後面と
太ももの後面が
近づく

操体の体操・後編

セルフケアのための「操体の体操」、後編のポイントは「骨盤を意識すること」です。「側屈（左右に曲げる）」と「回旋（ひねる）」では、骨盤から、からだを動かします。上半身と下半身をつなぐ骨盤は、全身の構造の要。立ち上がる、歩くなどの日常の動作も、骨盤から動くよう意識すると、次の姿勢にスムーズに移行することができ、動きにムダがなくなります。

また、普段の生活では、無意識のうちに左右一方に重力が偏った姿勢になりがちです。これが積み重なると筋肉が縮こまり、腰痛や肩こりの原因にもなります。その調整として、「重心の位置をコントロールする」のもねらいです。左図のように右側屈でからだの左側を伸ばすときは、左足に重心を移します。右にからだをひねると

きは、軸足（右足）に重心を移します。体操を繰り返すことで、左右にかかる重力の偏りがリセットされ、からだが疲れにくくなります。

呼吸も重要です。息をはきながら動くことで、下腹の深部の筋肉（インナーマッスル）が収縮して引き締まり、骨盤の動きをサポートしてくれます。骨盤を意識して動くことを習慣づければ、腰はもちろん、上半身の不調の改善にも役立つでしょう。

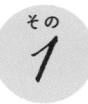 その *1* # 側屈 左右の足にバランスよく体重がのるように調整する

体操の
基本の姿勢

足を腰幅に開き、つま先は並行させてゆったりと立つ。正面の一点を見つめる。

1. 基本の姿勢で立ち、左右片側ずつからだを曲げる。からだが伸びている側の足に重心をのせ、反対の足のかかとは少し浮くくらい（図）。左右どちらが曲げやすいか（伸ばしたときに痛みやつっぱった感覚がないか）チェックする。
2. 基本の姿勢に戻り、息をはきながら再度ゆっくりとからだを曲げる。ひと息ついたらゆっくりからだを戻す。左右3〜5回ずつ行なう。曲げやすい側を強めに、数も多めに曲げる。

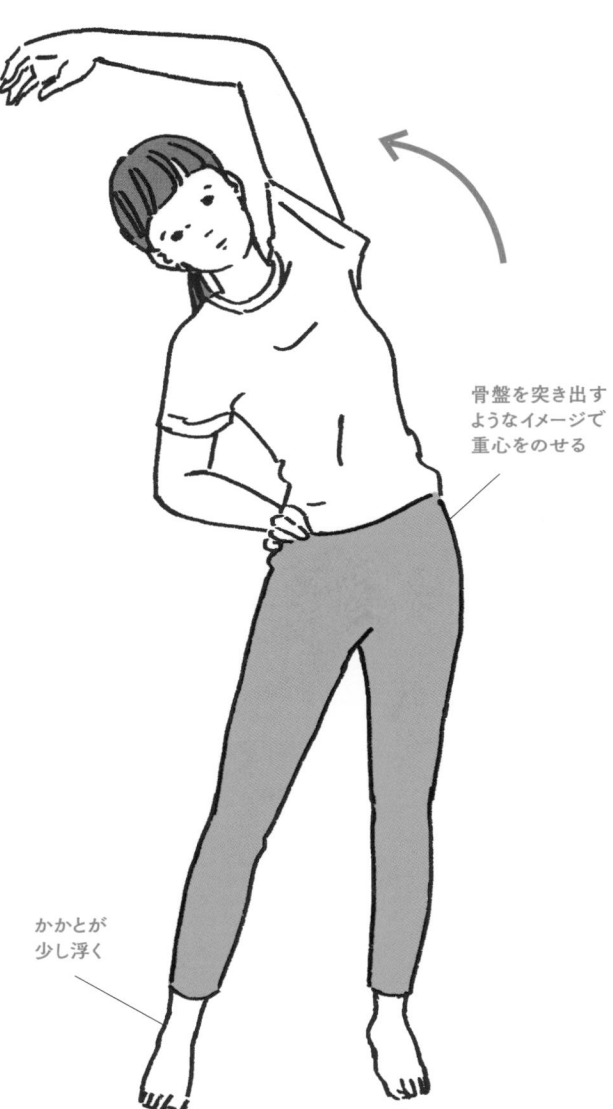

骨盤を突き出すようなイメージで重心をのせる

かかとが少し浮く

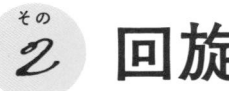

その 2 回旋 骨盤を起点にからだを動かす

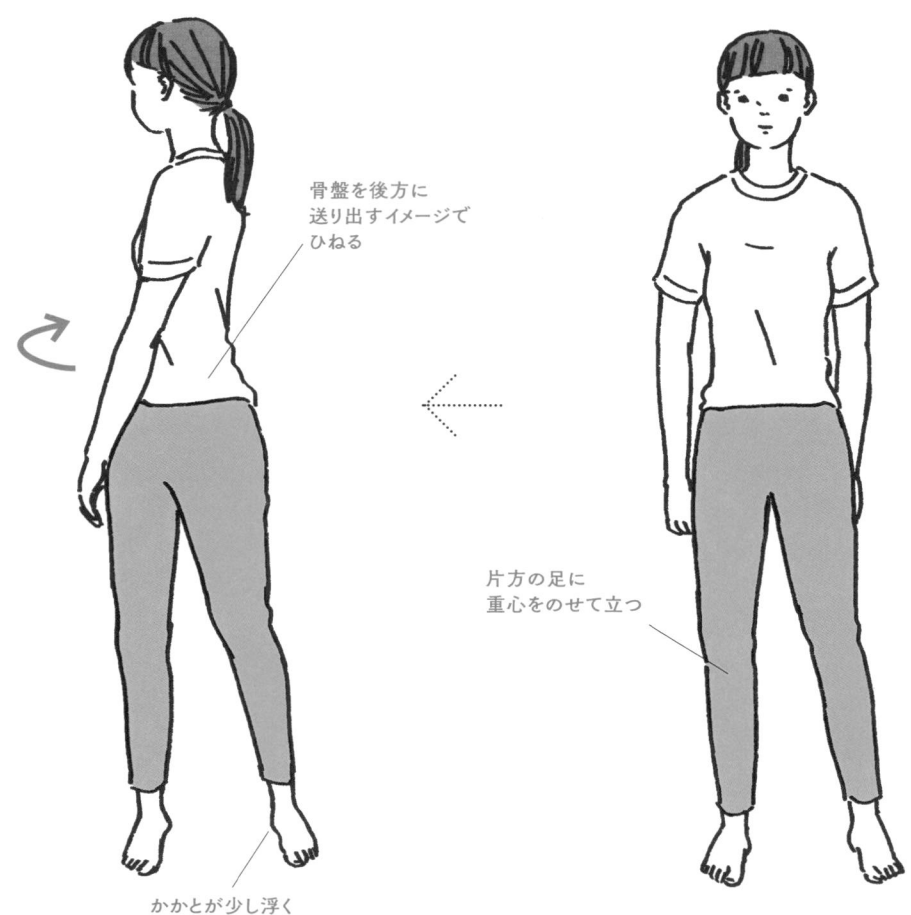

骨盤を後方に
送り出すイメージで
ひねる

片方の足に
重心をのせて立つ

かかとが少し浮く

2. ゆっくりと骨盤→みぞおち→胸→頭の順にからだを後方にひねる。反対にもひねり、左右どちらがひねりやすいか（痛みやつっぱりがないか）チェックする。

3. 基本の姿勢に戻る。やりやすかったほうに、再度骨盤から順にゆっくりと、息をはきながらからだを後方にひねる。ひと息ついたらゆっくりからだを戻す。できる範囲でよいので3～5回繰り返す。

1. 基本の姿勢で立ち、左右どちらかの足に重心をのせる。反対の足のかかとが少し浮くくらい。

その **3** 背伸び　骨盤を中心にして上下に伸び、クールダウンする

1. 基本の姿勢で立つ。両腕を上げながら背伸びをする。腕をまっすぐ上に伸ばすと、上下の方向にからだが伸びて安定する。
2. 伸びきったら息をはきながらバサッと手を下ろし、かかとも床に下ろす。これを3〜5回繰り返す。

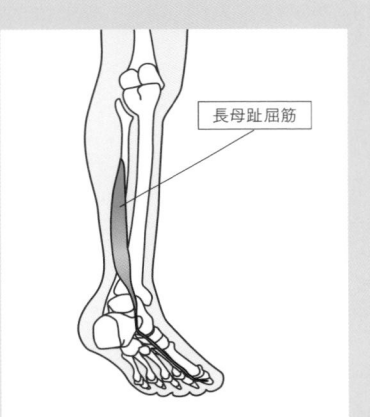

長母趾屈筋

ここにきかせる！

「長母趾屈筋（ちょうぼしくっきん）」はすねの外側の骨（腓骨）の後ろ側から、足の親指（母趾）にかけての筋肉です。親指や足首を曲げ伸ばしするときにはたらきます。長母趾屈筋が弱ると、足先で床をしっかり踏めず、親指の付け根あたりに体重が偏ってかかり、外反母趾などの原因になります。「側屈」や「背伸び」のように、足先で踏み込んだり踏ん張るよう普段から意識しましょう。

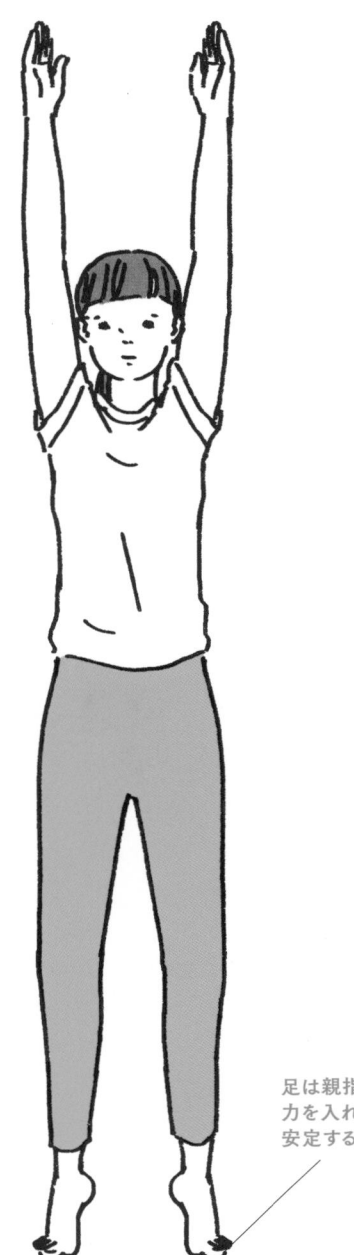

足は親指に力を入れると安定する

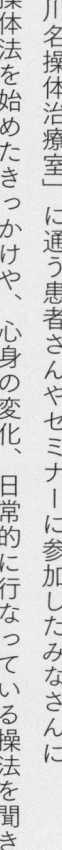

コラム 3

操体法、やってます！

「川名操体治療室」に通う患者さんやセミナーに参加したみなさんに操体法を始めたきっかけや、心身の変化、日常的に行なっている操法を聞きました。

強い刺激が苦手でもできる
セルフケアとして効果大

40代女性

姿勢の悪さから腰痛になり、悩んでいるときに操体法を紹介されました。強い刺激が苦手なため、無理やりからだを動かされたり、押されたりするような施術ではないところが、自分に合っていると思いました。ラクに動くほうに動き、脱力するだけで、痛みや不快症状が軽減されることに楽しさを感じます。また、セルフケアとしても効果があるところもすばらしいです。**かかと伸ばし**と、**うつ伏せかえる足**を、日常的に行なっています。

痛みがとれてからだが軽くなる
家でも無理なく継続できる

60代女性

６年前運動中に転倒し、腰椎圧迫骨折して以来、腰痛と股関節痛に悩まされてきました。整形外科で受けたのは、定期検査と骨粗しょう症の予防薬の処方だけ。不安を感じていたときに操体法に出合いました。一般的なマッサージとは違う、自分の動きに対して軽めの抵抗をかける施術を受けると、ゆがみや痛みがとれてからだが軽くなり、体幹が整った感覚になります。**ひざ抱え**などのセルフケアの方法も教えてもらい、毎日無理なく継続しています。

無理なくとり入れられるので
患者さんにもすすめやすい

40代女性

鍼灸マッサージ師として約20年仕事をしています。治療にいかすため、強化トレーニングのようながんばる動きとは違う、無理のないからだの動きを体感・理解したいと思い、１年以上前から操体法のセミナーを受けています。たとえば**跪坐**は簡潔で、普段使わないところを動かせる合理的な所作です。**うつ伏せ かえる足**は簡単で患者さんにもすすめやすく、治療時のポジションとしても用いています。無理なくとり入れやすいのが操体法だと思います。

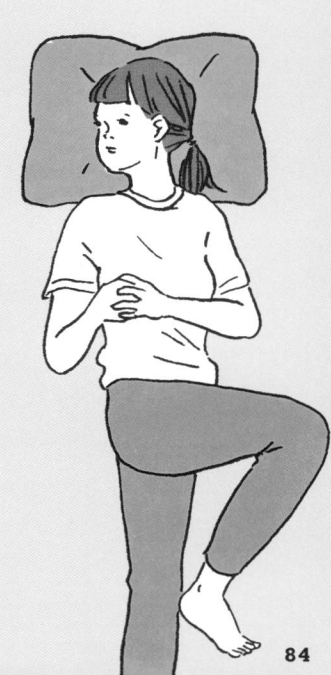

84

「自分でできること」を探して
操体法に行き着いた

40代男性

9年ほど前に胸郭出口症候群（きょうかく で ぐち）を発症。両腕の鈍痛と指先のしびれ、脱力感、握力の低下に悩んでいました。さまざまな治療院に通っても改善せず、「自分でできることはないのか」と考え、操体法の治療室に通い始めました。ゆっくりからだを動かして、ストンと力を抜く。すると、じわじわーっとからだが緩んでいき、本当に気持ちよく不思議な体験でした。今では毎日寝る前に、**うつ伏せ かえる足**と**ひざ抱え**を行なっています。忘れて寝て朝起きると、からだが重く痛みを感じることがあります。

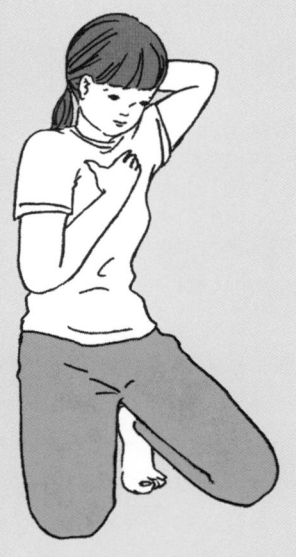

毎日繰り返すことで
"からだの声"が聞こえるようになった

60代女性

テニスでひざを痛めて、変形性膝関節症と診断されました。しかし、痛み止めと湿布、水抜きという対処法しかなく、不安でいっぱいになったときに、操体法を紹介されました。はじめの感想は「軽すぎる動きだなあ」。でも、からだのよく動くほうを動かしていくとあら不思議！反対側の痛かったほうも動かせるようになったのです。毎朝、布団の上で**うつ伏せ かえる足**や、**ひざ倒し**などをしています。今では「今日は首のここ」「今日は背中が痛いな」と、自分のからだの声が聞こえるようになりました。

からだの感覚が鋭くなり
メンタルも安定した

30代女性

妊娠・出産を経て、尿漏れや倦怠感に悩んでいたときに、川名操体治療室を知りました。操体法を始めて一番変わったと感じるのは、自分のからだの感覚が鋭くなったことです。からだの特性やくせ、それに対するセルフケアを教わったので、自然とからだに意識が向くようになりました。もうひとつの変化が、しっかりと呼吸ができるようになったこと。今まで自分の呼吸が浅いことに気づきもしなかったので、大きな発見でした。呼吸の安定は疲れを癒し、メンタルの安定にもつながりました。

おわりに

操体法はとてもシンプルな調整法ですが、からだの仕組みをうまく使ったとても合理的な方法だと思っています。私がお伝えする操体法のコンセプトは〝わかって感じるみんなで元気に〟です。からだの声を聞き分けることと並行して、からだの仕組みをできるだけ理解する。そのことによって、操体法の動きで変わっていく自分をより具体的にイメージできるようになります。それが、よい結果、効果を引き出す手助けになるのです。そして、自分が元気になることが周りの人の元気にもつながる。そんな元気の輪が操体法によって広がることが私の夢です。

この本は、季刊雑誌『うかたま』に約5年間連載した記事をまとめたものです。はじめ連載の途中で、新型コロナウイルス感染症の拡大という状況に世界中が巻き込まれていきました。他にも異常気象による災害や戦乱と、予想をしなかったできごとが次々と私たちの身の周りで起こっています。そのような世の中で、どのように自分のからだと向き合えばよいのでしょうか？ 混沌とした世の中を生き抜くために、もう一度からだを見つめ直す。ですのでこの本では、運動系の悩みだけでなく、自律神経系の不調、こころの不調についても触れています。日々忙しく、慌ただしい日常のひとコマで、静かに自分のからだと向き合い、自分が持ってい

次第に連載はそのようなことも意識するようになっていきました。は腰痛や肩こり、冷えなどよくある不調をテーマにして記事を書いていました。しかし連

る本来の生命力を取り戻すきっかけにこの本を活用していただけたら幸いです。

さいごに、お礼と感謝を。

編集部の酒井さんは根気よく私の話を聞いてくださり、はじめて操体法に出合った人、今まであまり健康本を手にとったことのない人にも取り組みやすい、わかりやすい構成に仕上げてくださいました。

イラストを描いてくださった、ますこえりさん。ますこさんのイラストの魅力なしではこの本は語れません。前髪を切りそろえてロングヘアを後ろでむすんだ女性は読者のみなさんの分身です。ちょっとレトロな画風が操体法のソフトなイメージにぴったりでした。細かい姿勢や動きの変化を的確にかつわかりやすく毎回描いてくださいました。お二人には、お礼を申し上げます。

そして、過去に多くの操体法関連の書籍を出版されている中で、私に自由に書く場を与えてくださった農山漁村文化協会に感謝いたします。これからも、広くみなさんに愛され、活用していただけるよう操体法をお伝えしていきます。ありがとうございました。

川名慶子（川名操体治療室）

著者紹介

川名 慶子 かわな けいこ

川名操体治療室代表。1960年生まれ、東京出身。大学在学中に操体法に出会い、卒業後は複数の先生に師事。鍼灸師とあん摩マッサージ指圧師の免許も取得し、2002年開業。現在は神奈川県川崎市に治療室をもつ。「疲れにくく、しなやかで元気なからだづくり」をモットーに、オンラインセミナーやYouTubeでの動画配信も行ない、操体法の幅広い普及につとめている。

川名操体治療室　http://www.k-sotai.com/
YouTube チャンネル「川名操体治療室チャンネル」

YouTube チャンネルは
こちらから観られます。

うかたま BOOKS

肩こり・冷え・生理痛がやわらぐ
はじめての操体法
ラクに気持ちよく動いてからだを整える

2023年8月10日　第1刷発行

本書は2023年2月1日発行
「別冊うかたま　はじめての操体法」を
書籍化したものです。

著　者　　川名慶子

発行所　　一般社団法人 農山漁村文化協会
　　　　　〒335-0022　埼玉県戸田市上戸田2-2-2
　　　　　☎048-233-9351（営業）
　　　　　☎048-233-9372（編集）
　　　　　FAX048-299-2812
　　　　　振替　00120-3-144478
　　　　　https://www.ruralnet.or.jp/
DTP　　　株式会社 農文協プロダクション
印刷・製本　凸版印刷株式会社

＜検印廃止＞
ISBN 978-4-540-23141-4
Ⓒ川名慶子 2023　Printed in Japan

定価はカバーに表示
乱丁・落丁本はお取り替えいたします。

イラスト：ますこえり
骨格図：岡村デザイン事務所
デザイン：北口加奈子

この本に収録した内容は、『うかたま』 2018年冬（49）号～
2023年冬（69）号に掲載した連載記事「はじめての操体法」
を元にしています。
p45、p54、p84は書き下ろしです。

うかたま
WEBサイト http://ukatama.net

@uktm つぶやいています
http://twitter.com/uktm

★Facebookもやってます
www.facebook.com/ukatama

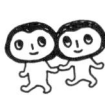

「うかたま」は、食べものの神様、
宇迦之御魂神（ウカノミタマノカミ）にあやかり、
古くから日本ではぐくまれてきた食の知恵や
暮らしのあり方を受け継いでいきたい、
そんな思いから、つくった言葉です。

キャラクターデザイン＝鈴木麻子